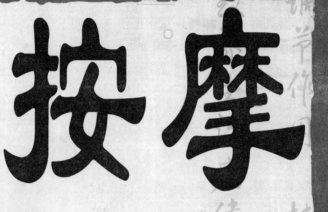

按摩

卷六 小儿常见病卷

图说中医

（第2版）

北京中医药大学专家团队联合编写

主　编　郭长青　韩森宁　冯涛

赠　送
- 国家标准人体经络穴位挂图
- 国家标准耳穴挂图
- 常用人体标准穴位表

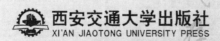

西安交通大学出版社
XI'AN JIAOTONG UNIVERSITY PRESS

内容提要

本书是北京中医药大学针灸学院专家集 20 余年临床和教学经验编写而成。全书分为两篇,上篇介绍小儿按摩疗法的常用手法、穴位;下篇介绍小儿常见病的具体按摩治疗方法。对于每个疾病分别从概述、临床表现、辨证分型及治疗手法等几方面进行介绍,最后的小帖士列举各个疾病对应的一些注意事项及建议。在此过程中凡涉及按摩手法和穴位时均配以真人实体图片,使读者可以按图操作,直观明了。

本书适合于广大中医爱好者和中医院校学生阅读使用。

图书在版编目(CIP)数据

按摩(卷六)小儿常见病卷/郭长青等主编. —2 版.
—西安:西安交通大学出版社,2013.8
ISBN 978 - 7 - 5605 - 5433 - 4

Ⅰ.①按… Ⅱ.①郭… Ⅲ.①小儿疾病-常见病-按摩疗法(中医)-图解 Ⅳ.①R224.1-64

中国版本图书馆 CIP 数据核字(2013)第 161926 号

书　　名	按摩(卷六)小儿常见病卷(第 2 版)
主　　编	郭长青　韩森宁　冯　涛
责任编辑	石　益　李　晶
出版发行	西安交通大学出版社
	(西安市兴庆南路 10 号　邮政编码 710049)
网　　址	http://www.xjtupress.com
电　　话	(029)82668357　82667874(发行中心)
	(029)82668315　82669096(总编办)
传　　真	(029)82668280
印　　刷	陕西时代支点印务有限公司

开　　本	787mm×1092mm　1/16	彩页　2 页	印张　17.125	字数　234 千字
版次印次	2013 年 8 月第 2 版　　2013 年 8 月第 1 次印刷
书　　号	ISBN 978 - 7 - 5605 - 5433 - 4/R · 307
定　　价	35.80 元

读者购书、书店添货、如发现印装质量问题,请与本社发行中心联系、调换。
订购热线:(029)82665248　(029)82665249
投稿热线:(029)82665546
读者信箱:xjtumpress@163.com

图说中医

《按摩 小儿常见病卷》编委会

主　编：郭长青　　韩森宁　　冯　涛

副主编：刘乃刚　　郭　妍

编　委：（以姓氏拼音为序）

曹榕娟	陈幼楠	段莲花	胡　波
金晓飞	梁楚西	刘福水	朴贤婷
芮　娜	魏　东	吴玉玲	杨淑娟
张慧方	张学梅	钟鼎文	周鸯鸯

前　言

　　按摩疗法是中医学的重要组成部分,是祖国医学的瑰宝。早在两千多年前的先秦两汉时期就已经有按摩专著《黄帝岐伯按摩十卷》(原书已佚)问世。几千年来,按摩疗法不断发展完善,治疗范围不断扩大,治疗病种涉及内、外、妇、儿、五官、骨伤等临床各科,是中医临床的重要治疗方法,为中华民族的发展和人民健康事业作出了巨大贡献。

　　随着社会的进步和生活水平的不断提高,人们的健康观念逐渐增强,人们越来越渴望寻找到天然、绿色的疗法来治疗疾病和预防保健。按摩疗法以其方便实用、简便有效、安全无副作用等优点,符合现代社会的需要,因而越来越受到重视和青睐。

　　为了普及祖国医学这一瑰宝,让更多的人了解和掌握按摩疗法,让按摩疗法走进普通大众的生活,使之造福于更多人群,我们编写了本套按摩丛书。编写时,考虑到人们的接受水平,我们尽量避免用医学专业术语,尽量采用通俗易懂的方式进行叙述和表达,同时配以清晰的按摩手法操作图片,使读者可根据文字叙述充分了解按摩方法,根据操作图片准确定位操作。

　　本套按摩丛书图文并茂,文字简单通俗易懂,图片清晰,手法操作准确、连贯,使按摩操作变得直观形象,易于学习。

　　我们衷心希望本套按摩丛书的出版能为按摩疗法的普及推广起到积极地促进作用,为广大人民群众带去健康,为祖国医学这一瑰宝的传播尽一份绵薄之力。

目 录

上篇 图说小儿常见病按摩疗法

下篇　图说小儿常见病按摩治疗

上篇
图说小儿常见病按摩疗法

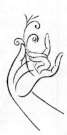

一、小儿常见病按摩常用手法

小儿按摩是将各种按摩手法应用于小儿躯体，以强身健体、防治疾病的一种简便易行的方法。此法始于明代，经过后世历代中医按摩医师的努力，其内容不断丰富，逐渐走向完善。

小儿乃"稚阴稚阳"之体，脏腑娇嫩、形气未充且机体发育迅速、生机勃勃，同时又具有抵抗力差、容易发病与传变较快、易趋康复的病理特点。由于这些特点，小儿按摩手法有别于成人按摩手法而自成体系。临床上小儿按摩通过"摇筋骨，动肢节，行气血"手法刺激作用于其特定穴位或特定部位，激发小儿自身的抗病与免疫调节，"正气存内，邪不可干"，起到协调阴阳、扶正祛邪、舒筋活络的作用，从而促进血液循环、增强新陈代谢、调整脏腑功能，使小儿机体健康，茁壮成长；对于很多疾病，小儿按摩可作为辅助疗法起到治疗作用；一些手法还可在急症、重症中起到抢救作用，例如掐人中、掐老龙等手法，对于昏迷的患儿可促使其苏醒。故小儿按摩疗法在临床中不可忽视。

小儿按摩手法简单易行、操作相对简单，疗效较好，且按摩手法不会像吃药、打针一样引起小儿的恐惧，故而容易被小儿所接受。这也是小儿按摩手法在临床上应用广泛的重要原因。

家长如能自己掌握小儿按摩的手法，就能及时、有效地解决很多小儿常见的疾病，起到"未病先防，已病防变"的作用。

小儿按摩常用基本手法；其名称和操作手法虽与成人按摩手法基本相同，但在临床运用上则有较大出入。小儿按摩重用指法，多用手指着力，在患儿治疗部位或穴位上操作，主要包括下列手法。

1、摩法

摩法是运用手指指腹或手掌等着力，轻按于患儿肢体的治疗部位或穴位，反复环行摩擦皮肤，使其产生轻松舒适之感，而具有理气和血、镇静止痛作用的手法。主要有指摩法和掌摩法。其中以掌摩法常用,又称"摩腹"。

掌摩法:以手掌置于腹部,反复进行环形而有节律地抚摩(图1)。

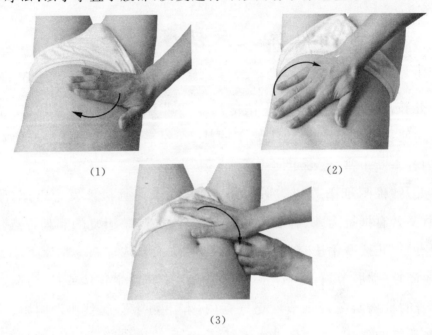

(1)　　　　　　　　　　　　　　(2)

(3)

图1　掌摩法

2、掐法

掐法是用拇指指甲尖着力,掐于患儿穴位上,使其产生相应的感觉,具有疏通经络、解痉镇痛、急救等作用的手法。此手法刺激较强,施用时注意不可刺破皮肤。包括双手掐法和单手掐法。

双手掐法:以双手的拇指指甲同时用力,掐按治疗部位(图2)。

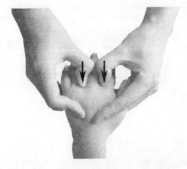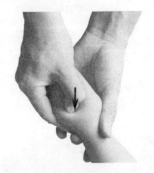

图2　双手掐法　　　　　　　　　　　图3　单手掐法

单手掐法:以单手的拇指指甲用力,掐按治疗部位(图3)。

3、指推法

指推法是运用单手或双手手指按于患儿治疗部位或穴位,向前,或由中间向两侧,或由两侧向中间用力推之,具有通经活络、调节气血的作用的手法。此法主要包括直推法、分推法、合推法。

直推法:以拇指或示中指指面按于治疗部位,沿直线向前单方向推动(图4)。

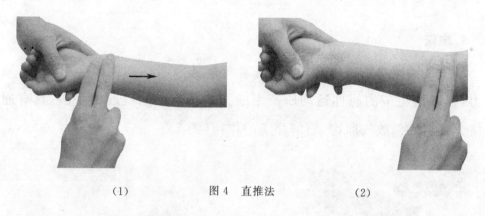

(1)　　　　　　图4　直推法　　　　　　(2)

分推法:以双手拇指桡侧或指面按于治疗部位,自穴位中间向两旁分推(图5)。

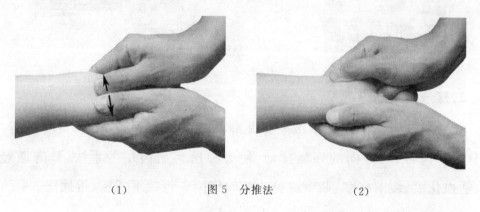

(1)　　　　　　图5　分推法　　　　　　(2)

合推法:以拇指桡侧缘按于治疗部位,自穴位两端向中央推动(图6)。

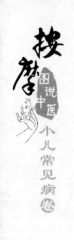

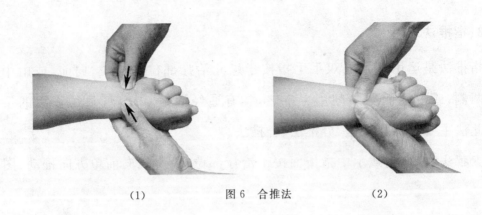

（1）　　　　　图6　合推法　　　　　（2）

4、拿法

拿法是运用单手或双手，以拇指掌面与其余四指掌面对合呈钳形，施以夹力，以掌指关节的屈伸运动所产生的力将患儿肌肉提起的手法，具有通经活络、活血化瘀、放松肌肉、缓解痉挛的作用（图7）。

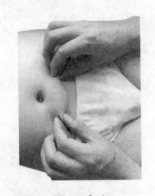

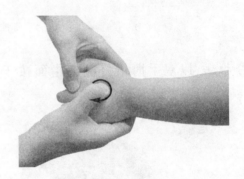

图7　拿法　　　　　　　　　图8　指揉法

5、揉法

揉法是运用手指或手掌按于患儿肢体的治疗部位或穴位，反复进行"顺时针"或"逆时针"方向的环旋揉动，使力渗透达肌肉层的手法，具有通经活络、活血化瘀、缓解痉挛、调节脏腑功能的作用。包括掌揉法、指揉法。

指揉法：以指端着力于穴位后做环旋揉动（图8）。

6、擦法

擦法是运用手掌掌面或手掌大、小鱼际着力，按于患儿治疗部位或穴位，沿直线快速往返擦动皮肤的手法，其力只达皮肤及皮下的手法，具有调和营卫、消炎散肿、散风祛寒的作用。主要包括掌擦法、鱼际擦法。

鱼际擦法：以大鱼际或小鱼际在治疗部位做往返擦动(图9)。

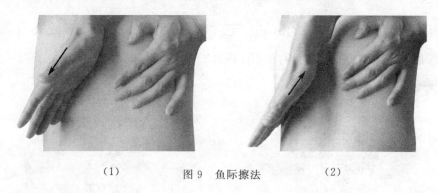

（1）　　　　图9　鱼际擦法　　　　（2）

7、抹法

抹法是运用手指或手掌着力，在患儿治疗部位上，做上下或左右的单方向反复抹动的手法，有调和营卫、疏通经络、理气活血的作用(图10)。

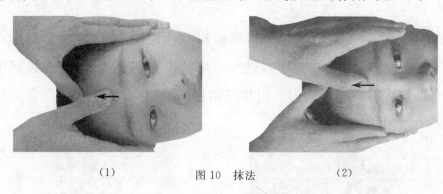

（1）　　　　图10　抹法　　　　（2）

8、捣法

捣法是运用中指尖或指间关节突着力，反复快速而有节奏地叩击捣动的手法，有疏通经络、调节气血的作用(图11)。

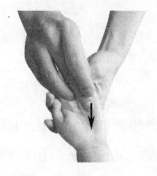 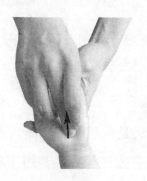

（1）　　　　图11　捣法　　　　（2）

上篇　图说小儿常见病按摩疗法

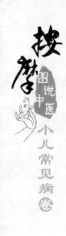

9、运法

运法是以拇指或示中指端在一定穴位上由此往彼作弧形或环行推动的手法,有调和营卫、散风祛寒的作用(图12)。

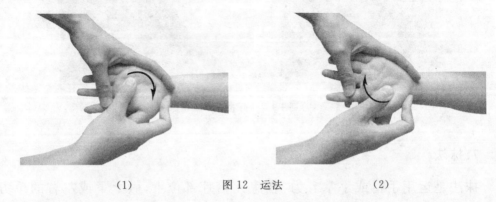

(1)　　　　　　图12　运法　　　　　　(2)

10、捏法

捏法是双手拇指指腹与示中指指腹相对,或与示指中节桡侧相对着力,夹持于治疗部位,合力将其捏起,边捏边移动位置的手法,具有放松肌肉、缓解痉挛、调理脏腑功能的作用。包括三指捏法、二指捏法。主要用于脊柱,故又称"捏脊"(图13)。

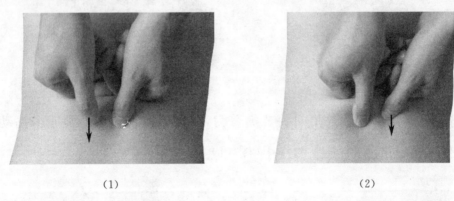

(1)　　　　　　　　　　　　　　　　(2)

图13　捏法

11、搓法

搓法是两手夹住肢体,相对用力,做相反方向的快速搓动,同时上下往返移动的手法。本法主要用于四肢、胸胁,有舒理肌筋、调和气血的作用,多作为治疗结束时的手法(图14)。

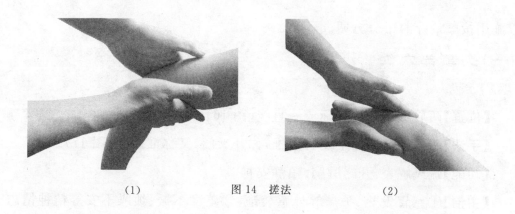

(1)　　　　　　　图 14　搓法　　　　　　　(2)

12、弹拨法

弹拨法是用拇指罗纹面或尺骨鹰嘴着力于施术部位，垂直于肌腱、肌腹往返用力的手法。本法分为拇指弹拨法和肘弹拨法。用拇指弹拨法时，以上肢带动拇指用力。小儿肢体柔弱，一般不用肘弹拨法（图15）。

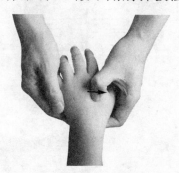

图 15　拇指弹拨法

二、小儿常见病按摩常用穴位

本章简明介绍了小儿按摩常用的穴位、穴线及穴面。小儿按摩常用的穴位有：十四经经穴、经外奇穴和小儿按摩特定穴。除了十四经经穴和经外奇穴为小儿与成人所共有外，小儿按摩特定穴则为小儿所专用。小儿按摩特定穴的形态，除有"点"状外，还有"线"、"面"状，充分体现了穴位形态与按摩手法操作形式相适应的特点。这些特定穴多分布在小儿肘部以下和头颈部，所

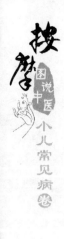

以施用按摩治疗时十分方便。

（一）头颈部穴位

● 天门

【位置】两眉中点至前发际成一直线（图16）。

【手法】两拇指自下而上交替直推，称开天门，又称推攒竹（图17）。

【功能】疏风解表、开窍醒脑、镇静安神。

【主治】①感冒发热、头痛等外感表证；②萎靡不振、烦躁不安等精神情志疾病。

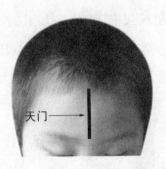

图16 天门

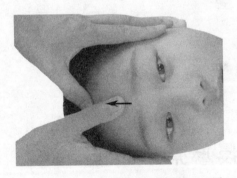 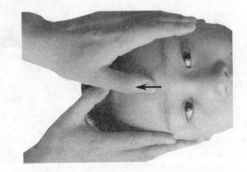

（1）　　　　　　图17 开天门　　　　　　（2）

● 坎宫

【位置】眉心至眉梢成一横线（图18）。

【手法】两拇指自眉心向两侧眉梢分推，称推坎宫，亦称分头阴阳（图19）。

【功能】疏风散、醒脑明目、止头痛。

【主治】①发热、头痛等外感表证；②目赤肿痛。

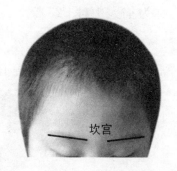

图 18　坎宫

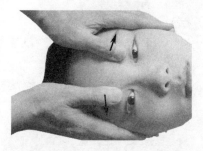

（1）

图 19　推坎宫

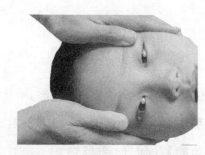

（2）

⊛**太阳**

【位置】眉梢与外眼角中点,向后约 1 横指凹陷处(图 20)。

【手法】用中指或拇指指端,或揉或运,称揉太阳或运太阳。其中眼角方向为补,朝耳方向为泻(图 21)。

【功能】疏风散表、清热明目、止头痛。

【主治】①发热、头痛等外感表证;②目赤肿痛。

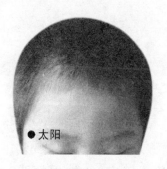

图 20　太阳

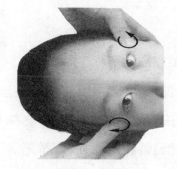

图 21　揉太阳

⊛**人中**

【位置】人中沟上 1/3 与中 1/3 交界处(图 22)。

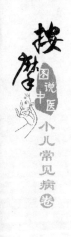
【手法】用拇指指甲掐,称为掐人中(图23)。

【功能】醒脑开窍。

【主治】主要用于急救,治疗惊厥、抽搐、昏迷等有特效。

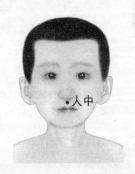
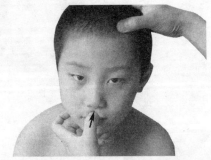

图22　人中　　　　　　　　图23　掐人中

◎迎香

【位置】鼻翼旁0.5寸,鼻唇沟中(图24)。

【手法】用示指或中指按揉,称揉迎香。

【功能】宣肺气、通鼻窍。

【主治】①鼻塞流涕;②口眼歪斜。

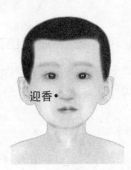

图24　迎香

◎百会（囟门）

【位置】头顶正中线与两耳尖连线的交点(图25)。

【手法】用拇指指端按揉,称揉百会。

【功能】镇静安神、升阳举陷。

【主治】①头痛、惊风、鼻塞等清阳不升的病症;②神昏烦躁、痴呆等精神情志病症。

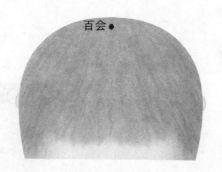

图 25　百会

◎风池

【位置】颈后枕骨下,胸锁乳突肌与斜方肌之间的凹陷中(图 26)。

【手法】用拇指、示指按揉或用拿法,称为按揉风池或拿揉风池(图 27)。

【功能】发汗解表、祛风散寒。

【主治】①感冒、发热、头痛等外感风寒表证;②颈项强痛等局部病症。

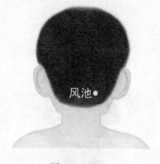

图 26　风池

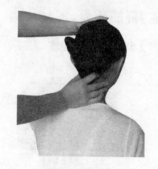

图 27　拿揉风池

◎天柱骨

【位置】颈后发际正中至大椎穴成一直线(图 28)。

【手法】用拇指或示中二指,自上而下直推,称为推天柱骨(图 29)。

【功能】降逆止呕、祛风散寒。

【主治】①发热、感冒等外感风寒表证;②呕吐、呃逆等胃气上逆病症。

上篇　图说小儿常见病按摩疗法

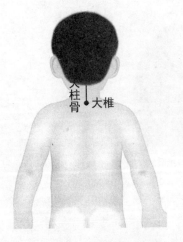

图 28　天柱骨

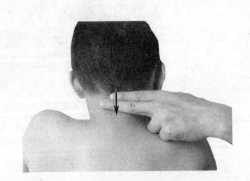

图 29　推天柱骨

◉桥弓

【位置】颈部两侧沿胸锁乳突肌成一线（图30）。

【手法】用拇指与示中环三指合力提拿，或用拇指抹（图31）。

【功能】舒筋活血、解痉止痛。

【主治】小儿肌性斜颈、项强等症。

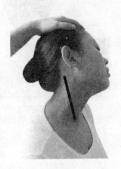

图 30　桥弓

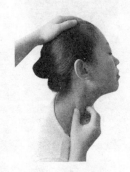

图 31　提拿桥弓

◉阳白

【位置】目正视，瞳孔直上，眉上1寸（图32）。

【手法】用拇指或中指指腹点揉（图33）。

【功能】明目。

【主治】①前头痛；②目赤肿痛、视物模糊、眼睑跳动等眼部病症。

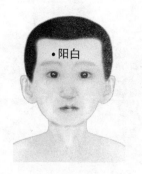

图 32　阳白

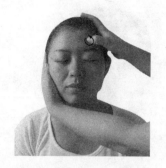

图 33　按揉阳白

◎睛 明

【位置】目内眦角稍内上方凹陷处（图 34）。

【手法】用拇指或中指指腹点揉（图 35）。

【功能】明目、疏风散邪、通鼻窍。

【主治】①目赤肿痛、视物模糊、流泪、目眩、近视、花眼、色盲、夜盲等眼部病症；②急性腰扭伤；③心动过速。

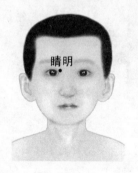

图 34　睛明

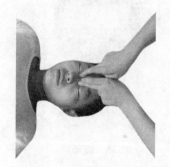

图 35　按揉睛明

◎鱼 腰

【位置】在额部，瞳孔直上，眉毛正中（图 36）。

【手法】用拇指或中指指腹点揉，称点揉鱼腰（图 37）。

【功能】祛邪明目、止眉棱骨疼痛。

【主治】①眉棱骨痛；②眼睑跳动、眼睑下垂、目赤肿痛、视物模糊等眼部病症。

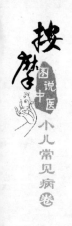

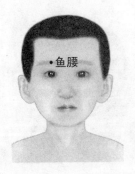

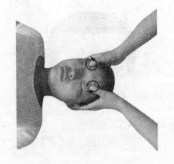

图 36　鱼腰　　　　　　　　图 37　点揉鱼腰

◉瞳子髎

【位置】目外眦外侧约 0.5 寸，眶骨外缘凹陷中（图 38）。

【手法】用拇指或中指指腹点揉（图 39）。

【功能】疏通气血、祛风明目。

【主治】①头痛；②目赤肿痛、羞明流泪、内障、视物模糊等目疾。

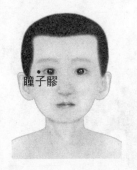

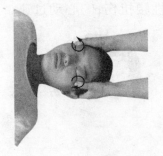

图 38　瞳子髎　　　　　　　图 39　点揉瞳子髎

◉球后

【位置】在面部，当眶下缘外 1/4 与内 3/4 交界处（图 40）。

【手法】用拇指或中指指腹点揉（图 41）。

【功能】祛风散邪、止眶下缘痛、明目。

【主治】目疾。

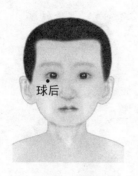

图40　球后

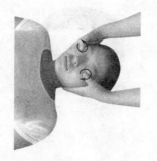

图41　点揉球后

◎四白

【位置】目正视,瞳孔直下,当眶下孔凹陷处(图42)。

【手法】用拇指或中指指腹点揉(图43)。

【功能】祛风散邪、明目。

【主治】①目赤肿痛、眼睑跳动、视物模糊等目疾;②口眼歪斜、面肌痉挛等面部病症;③头痛、眩晕。

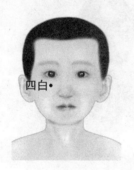

图42　四白

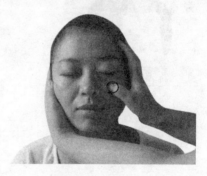

图43　点揉四白

◎听会

【位置】耳屏间切迹前,下颌骨髁状突后缘,张口凹陷处(图44)。

【手法】用拇指或中指指腹点揉,称点揉听会(图45)。

【功能】聪耳、祛风除痹。

【主治】①耳鸣、耳聋、聤耳等耳疾;②齿痛、口眼歪斜等局部病症。

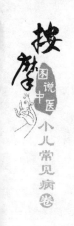

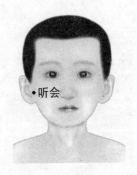

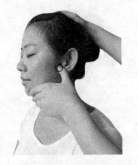

图 44　听会　　　　　　　　　　　图 45　点揉听会

◉地仓

【位置】口角旁约 0.4 寸,上直对瞳孔(图 46)。

【手法】用拇指或中指指腹点揉(图 47)。

【功能】止口水、化痰祛风麻痹。

【主治】口角外斜、流涎等面部局部病症。

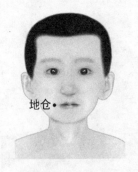

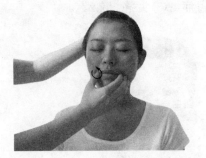

图 46　地仓　　　　　　　　　　　图 47　点揉地仓

◉翳风

【位置】乳突前下方与下颌角之间的凹陷中(图 48)。

【手法】用中指指腹点揉(图 49)。

【功能】聪耳、散风邪。

【主治】①耳鸣、耳聋等耳疾;②口眼歪斜、牙关紧闭、颊肿等面、口疾病;
③瘰疬。

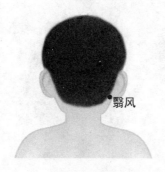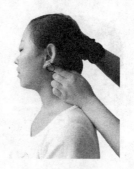

图 48　翳风　　　　　　　　　图 49　点揉翳风

◎颊车

【位置】在下颌角前上方约 1 横指,按之凹陷处,当咀嚼时咬肌隆起最高点处(图 50)。

【手法】用拇指或中指指腹点揉(图 51)。

【功能】止口水、化痰祛风除痹。

【主治】齿痛、牙关不利、颊肿、口角歪斜、腮腺炎等局部病症。

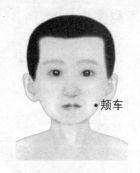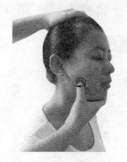

图 50　颊车　　　　　　　　　图 51　点揉颊车

◎下关

【位置】在耳屏前,下颌骨髁状突前方,当颧弓与下颌切迹所形成的凹陷中。合口有孔,张口即闭,宜闭口取穴(图 52)。

【手法】用中指指腹点揉,称点揉下关(图 53)。

【功能】祛风化痰除痹。

【主治】①牙关不利、齿痛、口眼歪斜等口面病症;②耳聋、耳鸣、聤耳等耳疾。

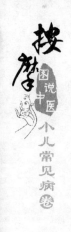

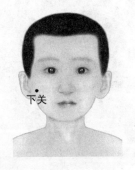

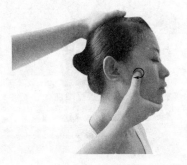

图 52　下关　　　　　　　　　图 53　点揉下关

（二）胸腹部穴位

⊙天突

【位置】胸骨切迹上缘凹陷正中（图 54）。

【手法】用中指指端按揉，称按揉天突；用双手拇食两指对称挤捏，称挤捏天突（图 55）。

【功能】理气化痰、降逆止呕。

【主治】①咳喘胸闷、恶心呕吐等胸部气机不利病症；②咽痛。

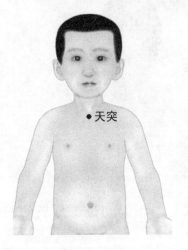

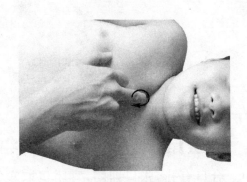

图 54　天突　　　　　　　　　图 55　揉天突

⊙膻中

【位置】胸骨正中，两乳头连线中点，约平第 4 肋间隙（图 56）。

【手法】用中指端按揉，称揉膻中（图 57）。

【功能】宽胸理气、止咳化痰。

【主治】①胸闷、呕吐、呃逆等气机不利病症；②痰鸣、哮喘、咳嗽。

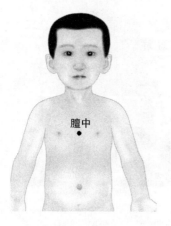

图 56　膻中

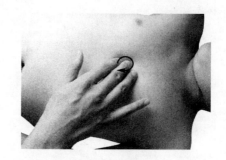

图 57　揉膻中

◎中脘

【位置】脐上 4 寸,位于剑突与脐连线的中点(图 58)。

【手法】用指端或掌根按揉,称为揉中脘(图 59)。

【功能】健脾和胃、消食和中。

【主治】腹胀、腹痛、呕吐、泄泻、厌食、疳积等脾胃病症。

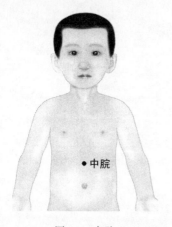

图 58　中脘

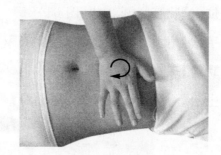

图 59　揉中脘

◎腹

【位置】位于整个腹部。

【手法】自剑突下到脐,用两拇指从中间向两旁分推,称分推腹阴阳;用掌或四指围脐周摩,称摩腹。摩腹分为顺时针摩腹和逆时针摩腹,顺时针为泻,逆时针为补(图 60)。

【功能】①分推腹阴阳能消食、理气、降气;②顺时针摩腹有降胃气的作

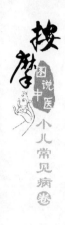

用;③逆时针摩腹有升提脾气的作用

【**主治**】腹胀、腹痛、呕吐、泄泻、疳积、便秘等症。

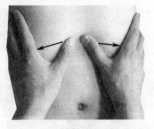
(1)

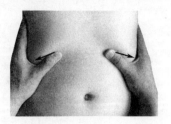
(2)

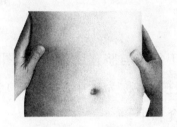
(3)

图60　分推腹阴阳

◉**天枢**

【**位置**】肚脐旁开2寸(图61)。

【**手法**】用示中二指揉,称为揉天枢。

【**功能**】理气导滞、调理大肠。

【**主治**】腹胀、腹痛、泄泻、便秘等症。

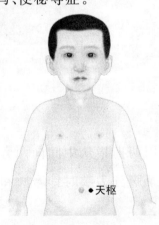

图61　天枢

◎丹田

【位置】脐下 2.5 寸(图 62)。

【手法】用全掌揉或摩,称为揉丹田或摩丹田。

【功能】温肾固元、温补下元、泌别清浊。

【主治】腹泻、脱肛、遗尿、尿潴留等症。

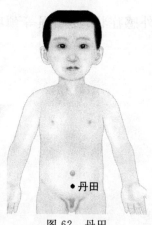

图 62　丹田

◎肚角

【位置】脐下 2 寸,石门旁开 2 寸大筋处(图 63)。

【手法】用拇示中三指,由脐向两旁深处拿捏,一拿一松为一次,称捏肚角
(图 64)。

【功能】止腹痛。

【主治】腹痛(特别是寒痛、伤食痛效果尤佳)、腹泻、便秘等症。

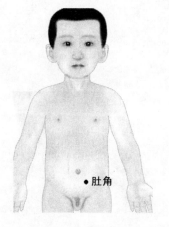

图 63

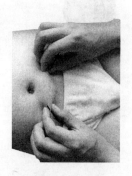

图 64　捏肚角

23

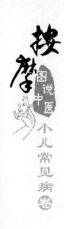

(三)腰背部穴位

◉**大椎**

【位置】第7颈椎与第1胸椎棘突之间(图65)。

【手法】用拇指或中指指端揉,称揉大椎(图66)。

【功能】清热解表。

【主治】①发热、咳嗽等外感症状;②项强等颈项部病症。

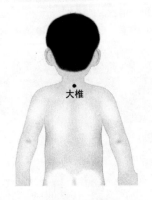
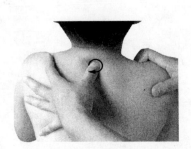

图65 大椎 　　　　　　　　　　　图66 揉大椎

◉**肩井(膊井)**

【位置】在大椎与肩峰连线之中点,肩部筋肉处(图67)。

【手法】用拇指与示中二指对称用力提拿,称为拿肩井(图68)。

【功能】宣通气血、发汗解表、通窍行气。

【主治】①发热、恶寒等外感表证;②上肢抬举不利、肩背不适等上肢肩背症状。

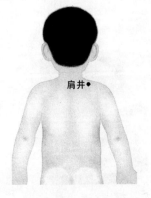
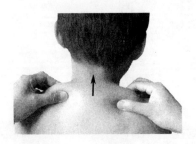

图67 肩井 　　　　　　　　　　　图68 拿肩井

◎肺俞

【位置】第 3 颈椎棘突下,旁开 1.5 寸(图 69)。

【手法】用两拇指或示中二指指端揉,称揉肺俞(图 70)。

【功能】通调肺气、补虚损、止咳。

【主治】①咳嗽、气喘、胸闷等肺部病症;②发热、咽痛等外感症状。

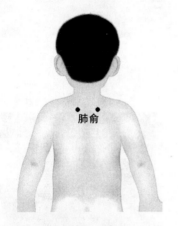
图 69　肺俞

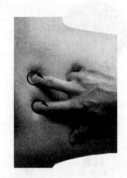
图 70　揉肺俞

◎脾俞

【位置】第 11 胸椎棘突下,旁开 1.5 寸(图 71)。

【手法】用示中二指指端揉,称为揉脾俞(图 72)。

【功能】健脾渗湿、助运化。

【主治】①呕吐、腹泻、疳积、食欲不振;②水肿、四肢乏力、咳嗽。

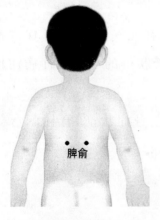
图 71　脾俞

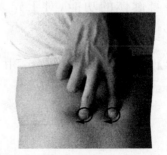
图 72　揉脾俞

上篇　图说小儿常见病按摩疗法

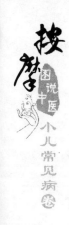

◎肾俞

【位置】第2腰椎棘突下,旁开1.5寸(图73)。

【手法】用示中二指指端揉,称揉肾俞(图74)。

【功能】滋阴壮阳、补肾壮阳。

【主治】①腹泻、腹痛、遗尿等下元虚寒病症;②下肢痿软无力等下肢不适症状。

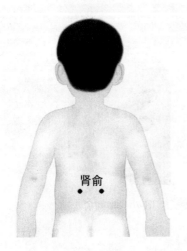

图73 肾俞

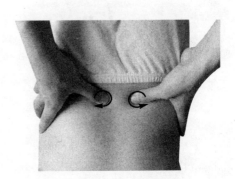

图74 揉肾俞

◎脊柱

【位置】大椎至长强成一直线(图75)。

【手法】自下而上用捏法称捏脊;捏三下提一下脊背,称为三捏一提法(图76)。

【功能】①和阴阳、理气血、通经络、调脏腑、补元气;②是小儿保健常用手法,具有强身健体的功能,对于先天不足和后天获得的一些慢性病症均有一定的治疗作用。

【主治】①发热、惊风、癫痫、疳积、腹泻等全身症状;②脊柱侧弯等脊柱病变。

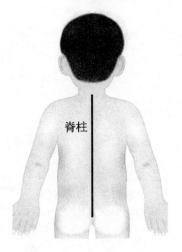

图 75　脊柱

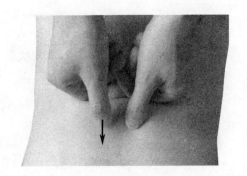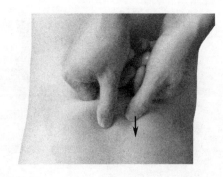

（1）　　　　　　　　图 76　捏脊　　　　　　　（2）

⁂七节骨

　　【位置】第 4 腰椎棘突至尾椎骨骨端（长强穴）成一直线（图 77）。

　　【手法】用拇指桡侧或示中二指指面自下而上作直推，称为推上七节骨；反之成为推下七节骨（图 78）。

　　【功能】①推上七节骨具有温阳止泻的作用；②推下七节骨具有泻热通便的功能。

　　【主治】泄泻、便秘、脱肛等症。

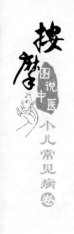

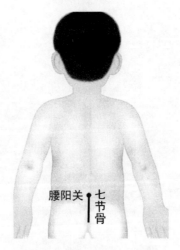

腰阳关　七节骨

图77　七节骨

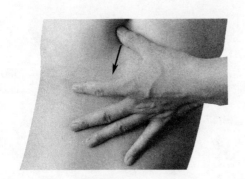

（1）　　　　图78　推上七节骨　　　（2）

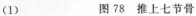

＊龟尾

【位置】在尾椎骨骨端（图79）。

【手法】用拇指或中指指端揉，称为揉龟尾（图80）。

【功能】通调督脉经气、调理大肠，既能止泻，又能通便。

【主治】泄泻、便秘、脱肛、遗尿等症。

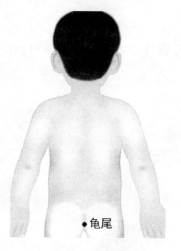

● 龟尾

图 79　龟尾

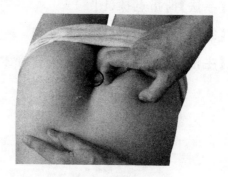

图 80　揉龟尾

（四）上肢部穴位

⊛ 肩 髃

【位置】肩峰端下缘，当肩峰与肱骨大结节之间，三角肌上部中央。臂外展或平举时，肩部出现两个凹陷，当肩峰前下方凹陷处（图 81）。

【手法】拇指点揉（图 82）。

【功能】舒经活络、止局部疼痛。

【主治】①肩关节活动不利、肩臂挛痛、上肢麻木不遂等肩部、上肢病症；②瘾疹、荨麻疹。

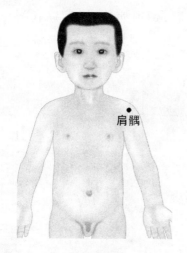

肩髃

图 81　肩髃

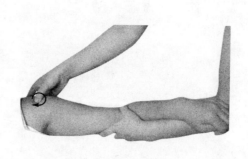

图 82　揉肩髃

上篇　图说小儿常见病按摩疗法

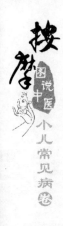

◎肩髎

【位置】肩峰后下方,上臂外展时,当肩髃穴后寸许凹陷中(图83)。

【手法】拇指点揉(图84)。

【功能】舒经活络、止局部疼痛。

【主治】肩关节屈伸不利、肩臂麻木挛痛不遂。

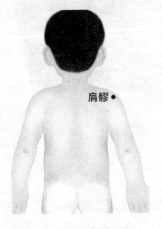

图83 肩髎

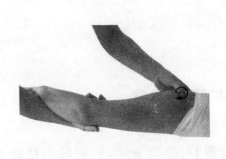

图84 揉肩髎

◎臂臑

【位置】在曲池与肩髃穴连线上,曲池穴上7寸,三角肌止点处(图85)。

【手法】拇指点揉或弹拨(图86)。

【功能】舒经活络、止局部疼痛。

【主治】①肩臂麻木疼痛不遂、颈项拘挛等肩、颈项病症;②瘰疬;③目疾。

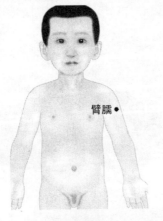

图85 臂臑

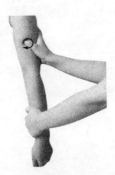

图86 揉臂臑

◈小海

【位置】屈肘,当尺骨鹰嘴与肱骨内上髁之间凹陷处(图87)。

【手法】拇指点揉或用拨法(图88)。

【功能】舒经活络、止抽搐。

【主治】①肘臂疼痛、麻木;②癫痫。

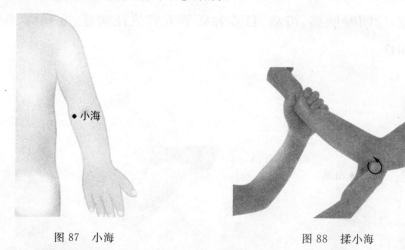

图 87 小海   图 88 揉小海

◈少海

【位置】屈肘,当肘横纹内侧端与肱骨内上髁连线的中点(图89)。

【手法】拇指点揉或用拨法(图90)。

【功能】安神定惊、舒经活络、清心热。

【主治】①心痛、癔病等心病、神智病症;②肘臂挛痛,臂麻手抖;③头项强痛,腋胁痛;④瘰疬。

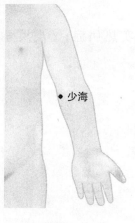

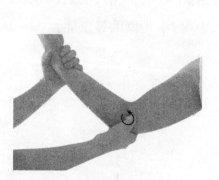

图 89 少海   图 90 揉少海

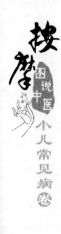

⊙曲池

【位置】屈肘成直角,在肘横纹外侧端与肱骨外上髁连线中点(图91)。

【手法】拇指点揉或用拨法(图92)。

【功能】清热、止痉、止热痛、祛风。

【主治】①手臂痹痛、上肢不遂等上肢病症;②高血压;③癫狂;④腹痛、吐泻等肠胃病症;⑤咽喉肿痛、齿痛、目赤肿痛等五官热性病症;⑥瘾疹、湿疹、瘰疬等皮肤病症。

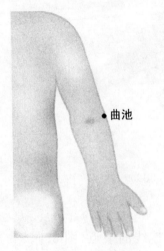

图91 曲池

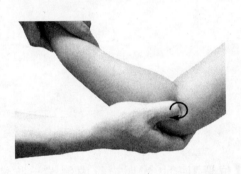

图92 揉曲池

⊙尺泽

【位置】在肘横纹中,肱二头肌腱桡侧凹陷处(图93)。

【手法】拇指点揉或用拨法(图94)。

【功能】清肺热、止肘臂痹痛、祛暑止痉。

【主治】①咳嗽、气喘、咳血、咽喉肿痛等肺部实热病症;②肘臂挛痛;③急性吐泻、中暑、小儿惊风等急症。

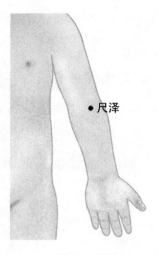

图 93　尺泽

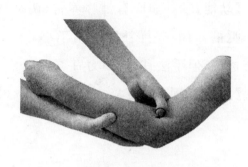

图 94　揉尺泽

◎合谷

【位置】在手背第1、2掌骨间,第2掌骨桡侧中点处(图95)。

【手法】拇指点揉(图96)。

【功能】止痛、发汗解表。

【主治】①头痛、目赤肿痛、齿痛、鼻衄、口眼歪斜、耳聋等头面五官病症;
②发热、恶寒等外感表证。

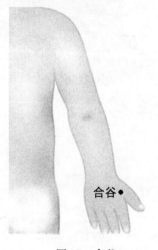

图 95　合谷

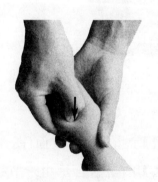

图 96　点揉合谷

◎脾经

【位置】拇指桡侧缘或拇指末节罗纹面(图97)。

【手法】将患儿拇指屈曲,循拇指桡侧缘由指尖向指根方向直推,或者旋

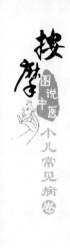

推拇指末节罗纹面,统称为补脾经;将患儿拇指伸直,自指根推向指尖,称为清脾经;若来回直推为平补平泻,称清补脾经(图98)。

【功能】①补脾经有健脾养胃、调补气血的作用;②清脾经有清热利湿、化痰止呕的作用;③推补脾经用于小儿体虚、正气不足,用于斑疹热病时,可使隐疹透出,但手法宜快,用力宜重。

【主治】①腹泻、便秘、痢疾、食欲不振等脾气失调症状;②生长迟缓、小儿痴呆。

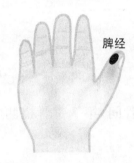

脾经

图 97　脾经

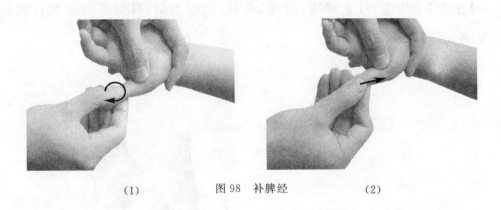

(1)　　　　　图 98　补脾经　　　　　(2)

◎肝经

【位置】示指末节罗纹面(图99)。

【手法】用推法,自示指末节指纹推向指尖,称清肝经;反之为补肝经(图100)。

【功能】①清肝经有平肝泻火、解郁除烦、熄风止痉的作用;②肝经宜清不宜补,肝虚时可以补肾经代替。

【主治】①目赤、惊风、咽干口苦等肝经病症;②烦躁、易怒、抑郁等情志病症。

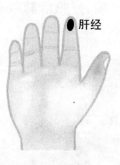

图 99　肝经

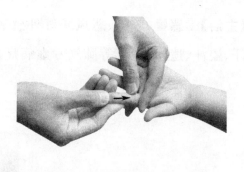

图 100　推肝经

◉心经

【位置】中指末节罗纹面(图 101)。

【手法】用推法自中指末节指纹推向指尖,称为清心经;反之为补心经(图 102)。

【功能】①清心经有清热退心火的作用;②心经宜清不宜补,若需用补法时,可以补脾经代替。

【主治】①五心烦热、惊惕不安、夜啼等心神被扰病症;②小便短赤、口舌生疮等心经病症。

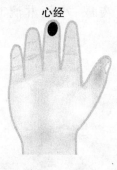

图 101　心经

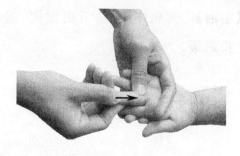

图 102　推心经

◉肺经

【位置】无名指末节指面(图 103)。

【手法】用推法,自无名指末节指纹推向指尖,称为清肺经;反之为补肺经(图 104)。

【功能】①清肺经有清肺泻热、化痰止咳的作用;②补肺经有补益肺经的作用。

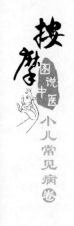

【主治】①感冒、咳嗽、恶风寒等外感表证；②气喘、痰鸣等肺气受阻病症；③自汗、盗汗、遗尿、脱肛等肺气亏虚病症。

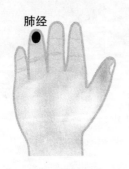

图 103　肺经

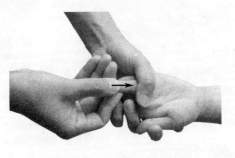

图 104　推肺经

◉肾经

【位置】小指末节罗纹面（图 105）。

【手法】用推法自小指末节指纹推向指尖，称为补肾经；反之为清肾经；来回直推为清补肾经（图 106）。

【功能】①补肾经有补肾健脑、温养下元的作用；②清肾经有清利下焦湿热的作用。

【主治】①久病体虚；②五更泄泻、遗尿、尿频、夜尿、小便淋漓刺痛；③虚喘、生长迟缓。

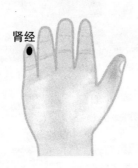

图 105　肾经

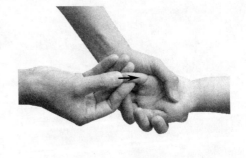

图 106　推肾经

◉大肠

【位置】在示指桡侧缘，指尖至虎口成一直线（图 107）。

【手法】用右手拇指桡侧面，自指尖推向虎口为补，称补大肠；反之为清大肠（图 108）。

【功能】①补大肠有涩肠固脱、温中止泻的作用；②清大肠有清利肠腑、祛湿热、导积滞的作用。

【主治】泄泻、便秘、痢疾、脱肛等症。

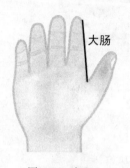

图 107　大肠

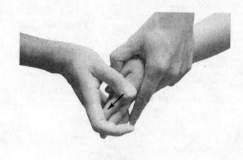

图 108　推大肠

◎**小肠**

【位置】小指尺侧缘，指尖至指根成一直线（图 109）。

【手法】用推法，自指尖向指根直推为补，称补小肠；反之为清小肠。

【功能】①清小肠有清热利尿、泌别清浊的作用；②本穴很少用补法。

【主治】小便赤涩、水样泄泻、口舌糜烂等症。

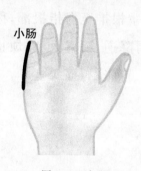

图 109　小肠

◎**四横纹**

【位置】手掌面，第 2 至第 5 指间关节横纹（图 110）。

【手法】四指并拢，从示指横纹处推向小指横纹处，称为推四横纹（图 111）。

【功能】调和气血、消胀。

【主治】①气血不畅；②消化不良、疳积、腹痛、腹胀、唇裂等症。

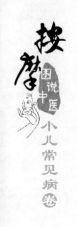

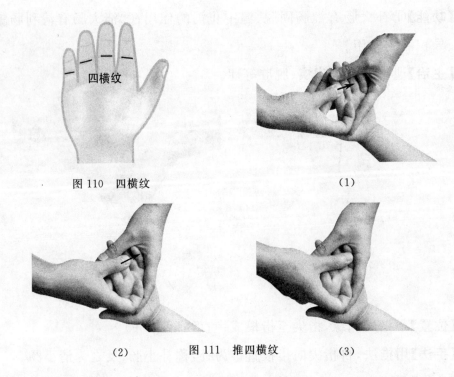

四横纹

图 110　四横纹

（1）

（2）　　　　图 111　推四横纹　　　　（3）

◎胃经

【位置】大鱼际桡侧赤白肉际，从掌根至拇指根部（图112）。

【手法】用拇指或中指从掌根推至拇指根部，称清胃经（图113）。

【功能】清中焦湿热、和胃降逆、泻胃火、除烦止渴。

【主治】呕吐、呃逆、便秘、胃胀、胃痛等症。

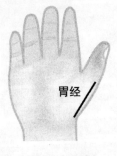

胃经

图 112　胃经

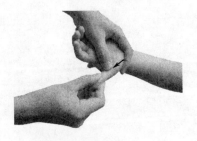

图 113　清胃经

◎板门

【位置】手掌大鱼际平面（图114）。

【手法】用拇指揉大鱼际平面中点，称揉板门（图115）。

【功能】健脾和胃、消食导滞。

【主治】①食积、腹胀、呕吐、泄泻、食欲不振等胃气失和病症；②气喘、嗳气等气机阻滞病症。

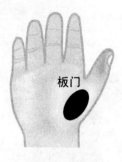

图 114　板门

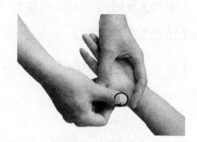

图 115　揉板门

◎内八卦

【位置】手掌掌面，以掌心为圆心，以圆心至中指根横纹内 2/3 和外 1/3 交界点为半径（图 116）。

【手法】画一圆，八卦穴即在此圆上。按顺时针方向用运法，周而复始，称为运内八卦（图 117）。

【功能】理气化痰、行滞消食。

【主治】①咳嗽、气喘、胸闷、呕吐、呃逆等气机不利病症；②便秘、疳积。

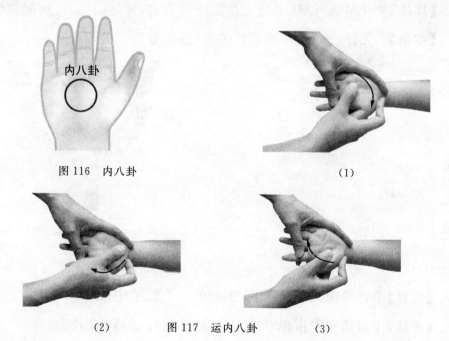

图 116　内八卦

（1）

（2）　　　图 117　运内八卦　　　（3）

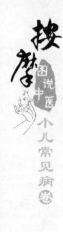

◉ 小天心

【位置】大小鱼际交接处凹陷中（图118）。

【手法】用拇指端揉，称揉小天心（图119）。

【功能】清热、明目、利尿。

【主治】惊风、抽搐、烦躁不安、夜啼、小便短赤、癃闭、目赤肿痛等病症。

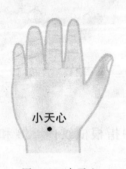

图118　小天心

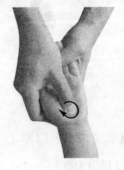

图119　揉小天心

◉ 二扇门

【位置】手背中指根两旁凹陷中（图120）。

【手法】用两手拇指掐揉，称为掐揉二扇门（图121）。

【功能】发汗解表、退热平喘。是发汗特效穴，揉时稍用力，速度宜快。

【主治】①无汗、恶寒、身热等外感表证；②喘息气促等症。

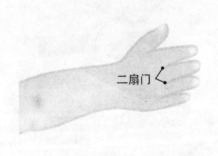

图120　二扇门

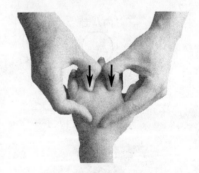

图121　掐揉二扇门

◉ 二人上马

【位置】手背第四、五掌骨小头中间的后方凹陷中（图122）。

【手法】用拇指和中指相对揉二马穴，称为揉二马（图123）。

【功能】补肾滋阴。

【主治】小便赤涩、牙痛、潮热烦躁等阴虚阳亢证。

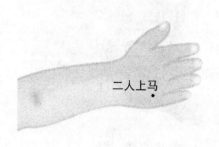

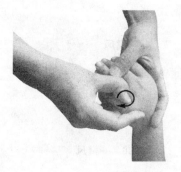

图 122　二人上马　　　　　　　　　　　　图 123　揉二马

◉外劳宫

【位置】手背处,与内劳宫相对,在手背侧,第1、2掌骨之间,掌指关节后0.5寸处(图124)。

【手法】用中指端揉,称揉外劳宫(图125)。

【功能】温阳散寒、升阳举陷、发汗解表。

【主治】一切寒证,包括:①外感风寒、鼻塞流涕等外感风寒证;②腹痛、腹泻、肠鸣、完谷不化等脏腑积寒证。

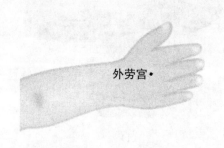

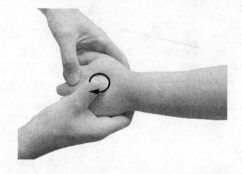

图 124　外劳宫　　　　　　　　　　　　图 125　揉外劳宫

◉一窝风

【位置】手背腕横纹中央凹陷处(图126)。

【手法】用中指指端揉,称为揉一窝风(图127)。

【功能】温中行气、止痹痛。

【主治】①腹痛、关节痛等寒性凝滞导致的疼痛;②无汗、恶寒、发热等外感风寒表证。

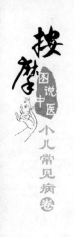

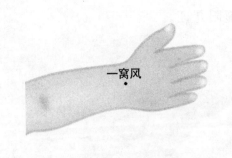

一窝风

图 126　一窝风

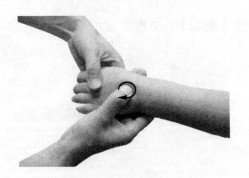

图 127　揉一窝风

◎ 三关

【位置】前臂桡侧，阳池至曲池成一直线（图 128）。

【手法】用拇指桡侧面或示中二指指面，自腕推向肘，称为推三关（图 129）。

【功能】性温，补气行气、温阳散寒。推三关有益气活血、发汗解表的作用。

【主治】一切虚寒证，包括：①腹痛、腹泻、四肢厥冷、面色无华、疳积等阳气不足证；②推三关治疗感冒、畏寒肢冷、疹出不透等外感表证。

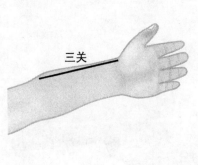

三关

图 128　三关

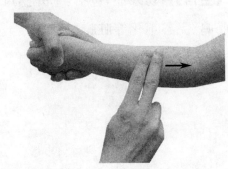

（1）

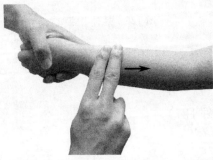

（2）

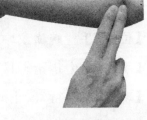

图 129　推三关　　（3）

◎天河水

【位置】前臂内侧正中,腕横纹至肘横纹成一直线(图130)。

【手法】用示中二指指腹,从腕推向肘,称为清天河水(图131)。

【功能】性微凉,清热解表、泻热除烦。

【主治】一切热证,包括:①五心烦热、口燥咽干、唇舌生疮等热性病症;②外感发热、头痛、咽痛等外感热证。

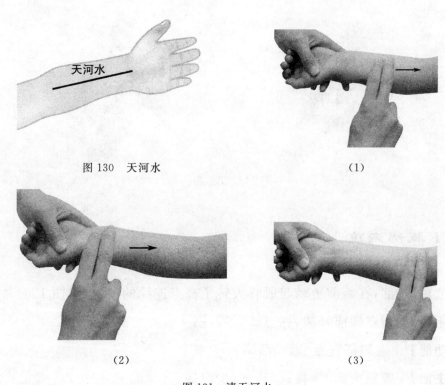

图130 天河水

(1)

(2)

(3)

图131 清天河水

◎六腑

【位置】前臂尺侧,肘尖至阴池成一直线(图132)。

【手法】用示中二指指腹,自肘尖推向腕横纹,称为退六腑(图133)。

【功能】性寒凉,清热、凉血、解毒。

【主治】一切实热证,如高热、烦躁、口渴、疖腮、惊风、咽痛、便秘、鹅口疮等症。

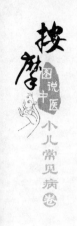

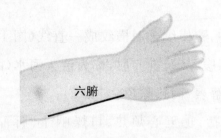

图 132　六腑

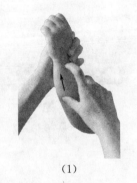

（1）

图 133　退六腑

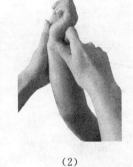

（2）

（五）下肢部穴位

◎居髎

【位置】髋部,在髂前上棘与股骨大转子高点连线的中点处(图 134)。

【手法】拇指点揉或弹拨,称点揉居髎(图 135)。

【功能】疏通局部气血、通经活络。

【主治】①腰腿痹痛、瘫痪;②疝气、少腹痛。

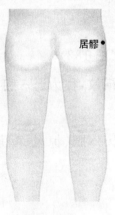

图 134　居髎

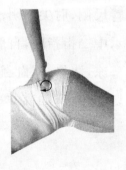

图 135　点揉居髎

◎环跳

【位置】侧卧屈股,当股骨大转子高点与骶管裂空连线的外 1/3 与内 1/3 交点处(图 136)。

【手法】拇指点揉或弹拨,称点揉环跳(图 137)。

【功能】通经活络、祛风。

【主治】①腰胯疼痛、下肢痿软无力等腰腿病症;②风疹。

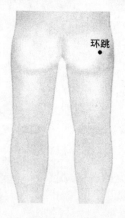

图 136　环跳

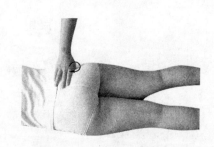

图 137　点揉环跳

◎承扶

【位置】臀横纹的中点处(图 138)。

【手法】拇指点揉或弹拨,称点揉承扶(图 139)。

【功能】活血通络。

【主治】①腰、骶、臀、股部疼痛;②痔疮。

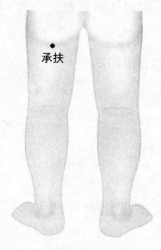

图 138　承扶

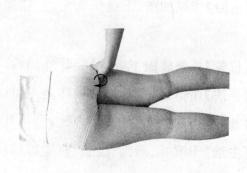

图 139　点揉承扶

上篇　图说小儿常见病按摩疗法

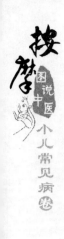

◉ **血海**

【位置】膝上内侧肌肉丰厚处(图 140)。

【手法】用拇指和示中二指对称提拿,称为拿百虫;用拇指指端按揉,称为按揉百虫。

【功能】两者均通经络、止抽搐。

【主治】下肢瘫痪痹痛、四肢抽搐等症。

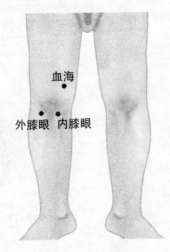

图 140　血海、膝眼

◉ **膝眼**

【位置】膝盖两旁凹陷中(图 140)。

【手法】用拇示二指分别在两侧膝眼上按揉,称为按揉膝眼。

【功能】熄风止痉。

【主治】惊风抽搐、下肢痿软无力、膝痛、膝关节扭伤的病症。

◉ **足三里**

【位置】外侧膝眼下 3 寸,胫骨外侧约一横指处(图 141)。

【手法】用拇指按揉,称为按揉足三里(图 142)。

【功能】①健脾和胃、调中理气;②小儿保健常用穴。

【主治】①呕吐、泄泻、腹胀、腹痛等消化道疾患;②各种慢性病。

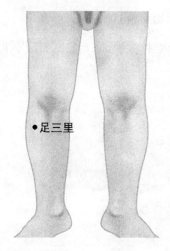

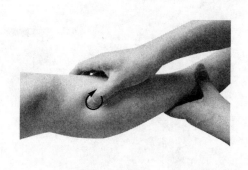

图 141　足三里　　　　　　　　　　　图 142　揉足三里

◎三阴交

【位置】内踝尖直上 3 寸处(图 143)。

【手法】用拇指或中指指端按揉,称为按揉三阴交(图 144)。

【功能】通血脉、活经络、疏通下焦、清利湿热。

【主治】①遗尿、癃闭、小便短赤涩痛等泌尿系统病症;②消化不良、腹胀等脾胃病症。

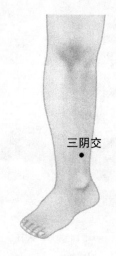

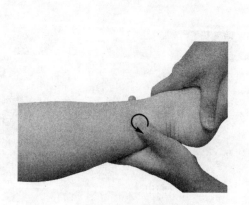

图 143　三阴交　　　　　　　　　　　图 144　揉三阴交

◎涌泉

【位置】足掌心前 1/3 凹陷处(图 145)。

【手法】用拇指端按揉,称为揉涌泉(图 146)。

上篇　图说小儿常见病按摩疗法

【功能】引火归元、退虚热、止吐泻。左揉止吐,右揉止泻。

【主治】①五心烦热、夜啼、烦躁不安等虚火上炎病症;②发热、呕吐等实热症。

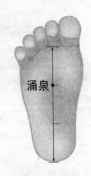

图 145　涌泉

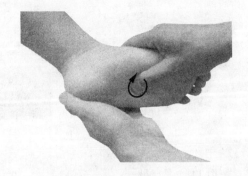

图 146　揉涌泉

◎委中

【位置】腘窝正中央,两大筋之间(图 147)。

【手法】用拇示指拿腘窝中筋腱,称为拿委中(图 148)。

【功能】止抽搐、通经络。

【主治】四肢抽搐、下肢痿软无力等经络不通病症。

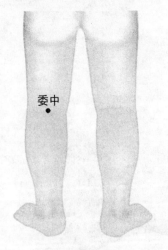

图 147　委中

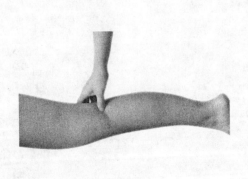

图 148　拿委中

下篇

图说小儿常见病按摩治疗

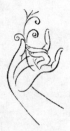

婴儿出生时因损伤神经而引起损伤神经支配部位的麻痹,称为小儿产伤麻痹。产伤多发于上肢与面神经。

【临床表现】

(1)患儿出生时有胎位不正、难产或滞产史,或受产钳挤压或外力牵拉史。

(2)上臂麻痹表现为患肢下垂,肩部不能外展,肘部微屈和前臂旋前;前臂麻痹因症状不明显,一般在出生后相当长时间才会发现,手大小鱼际萎缩,屈指功能差,臂部感觉障碍,若颈交感神经亦受损,则有上睑下垂,瞳孔缩小;全臂麻痹者,前臂桡侧感觉消失,患肢下垂,肩部功能障碍。

(3)面神经麻痹者表现为口眼歪斜,患侧眼睑不能闭合,鼻唇间皱襞消失,哭时健侧面部运动正常。

臂麻痹和面神经麻痹可同时存在,具体损伤部位如下:

(1)上臂麻痹

第5、6颈神经损伤所致。三角肌、冈上肌、冈下肌,小圆肌、部分胸大肌、肱二头肌,旋后肌等不同程度受累。

(2)前臂麻痹

是由第8颈神经与第1胸神经损伤引起。手指的屈肌和伸肌受累。

(3)全臂麻痹

由于臂丛神经束受到损伤而产生。主要为肩部肌肉受累,同时影响上肢其他肌肉。臂麻痹中以上臂麻痹多见,其次为前臂麻痹,全臂麻痹则极为少见。

(4)面神经麻痹

由于面神经受到损伤而引起。

【辨证分型】

风寒湿痹 兼见恶风,或得热痛减,或患处沉重、肌肤麻木不仁的症状,

下篇 图说小儿常见病按摩治疗

舌苔薄白或腻,指纹色红或青紫。

痰瘀痹阻 兼见疼痛时轻时重,舌质紫,苔白腻,指纹沉滞青紫。

【治疗常用手法】

◎ 臂麻痹治疗手法

揉搓患处 患儿仰卧位,术者站在患儿的侧方,两手掌夹住患肢,相对用力,上下揉搓,反复操作100次。注意着力部位要紧贴皮肤,勿摩擦患儿皮肤,压力适中,做到轻而不浮,重而不滞。

按揉患处肌肉 患儿仰卧位,术者站在患儿的侧方,一手扶住患儿手臂,一手用拇指面或第2～5指面按揉患处肌肉,反复操作至患处肌肉松软为度。注意着力部位要紧贴皮肤,移动时做到紧推慢移,勿摩擦;力量渗透入患处肌肉,压力适中,做到轻而不浮,重而不滞。

揉板门 患儿仰卧位,术者站在患儿的侧方,两手握住患儿手掌,掌心向上,两手拇指分别按揉大、小鱼际,反复操作100次。注意着力部位要紧贴患儿皮肤,力量要深透,勿摩擦,压力适中,做到轻而不浮,重而不滞(图149)。

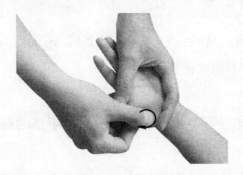

图149 揉板门

清天河水 患儿仰卧位,术者站在患儿的侧方,一手扶住患儿的前臂,另一手以示指、中指罗纹面沿着患儿前臂正中自腕推向肘部,称为"清天河水",反复操作100次。注意沿着直线推动,着力部位要紧贴皮肤,压力适中,做到轻而不浮,重而不滞(图150)。

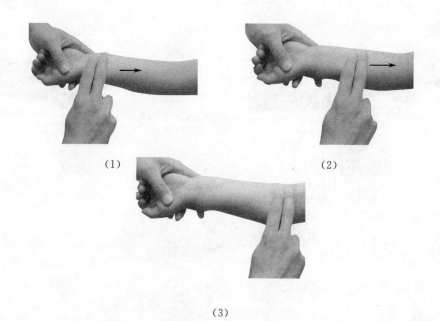

（1）   （2）

（3）

图 150　清天河水

退六腑　患儿仰卧位,术者站在患儿的侧方,一手扶住患儿的前臂,另一手以拇指或示中指指面沿着患儿前臂尺侧,从患儿的肘部向腕部直推,称为"退六腑",反复操作 200 次。在推动的过程中,要注意指面要紧贴患儿的皮肤,压力要适中(图 151)。

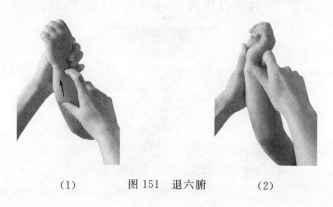

（1）　　　图 151　退六腑　　　（2）

推三关　患儿仰卧位,术者站在患儿的侧方,一手扶住患儿的前臂,另一手以拇指桡侧面或示中指指面沿着患儿前臂桡侧,从患儿的腕部向肘部直推,称为"推三关",反复操作 200 次。在推动的过程中,要注意指面要紧贴患儿的皮肤,压力要适中(图 152)。

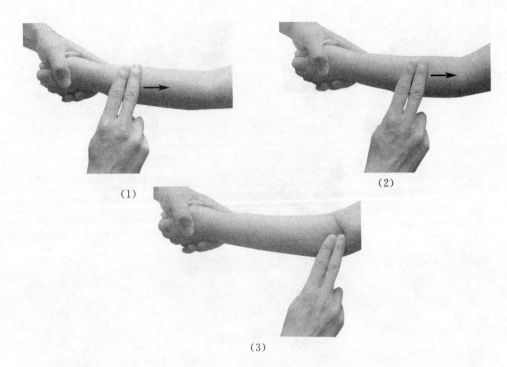

(1)　　　　　　　　　　　　　(2)

(3)

图152　推三关

按揉大椎　患儿正坐位或俯卧位,术者站在患儿的侧方,以一手拇指置于患儿大椎(第7颈椎棘突下缘)穴上,向下按压同时环旋揉动穴位2分钟。注意拇指需吸定于穴位,力度以患儿能耐受为宜(图153)。

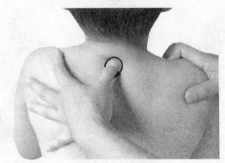

图153　按揉大椎

面神经麻痹治疗手法

揉太阳　患儿仰卧位,术者坐于患儿头前,将两拇指罗纹面紧贴于患儿头部两侧太阳穴(在眉眼后凹陷中)处做环旋揉动,其余四指轻扶于患儿脑后,称为"揉太阳",反复揉2分钟。揉动时压力要均匀,动作要协调有节律。此法可以减轻感冒头痛(图154)。

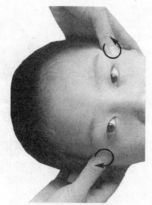

图 154　揉太阳

掐合谷　患儿坐位或仰卧位,术者站在患儿的侧方,一手扶住患儿的前臂,另一手以拇指指甲掐揉患儿合谷穴,动作均匀深透,但指甲不可掐破患儿皮肤(图155)。

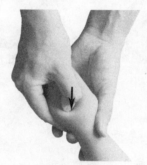

图 155　掐合谷

按揉穴位　患儿坐位或仰卧位,术者站或坐在患儿的侧方,一手扶住患儿的头部,另一手以拇指指腹按揉患儿阳白、四白、听会、地仓、翳风、颊车(图156～图161)。

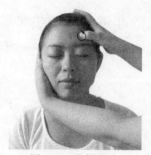

图 156　按揉阳白

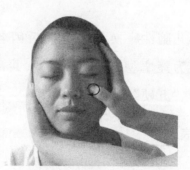

图 157　按揉四白

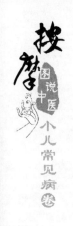

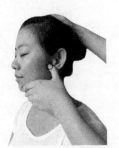

图 158　按揉听会

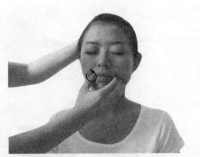

图 159　按揉地仓

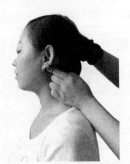

图 160　按揉翳风

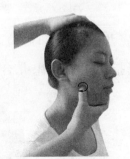

图 161　按揉颊车

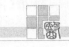 小　贴　示

①患儿局部注意保暖,以免受风寒;

②可在患处用中药热敷或用艾条施灸。

小儿脑性瘫痪

　　小儿脑性瘫换是出生前后因各种原因造成的非进行性脑损害综合征。临床分为痉挛型、运动障碍型、共济失调型及混合型。中医归之为"五迟"、"五软"、"五硬"的范畴。

【临床表现】

　　(1)围产期各种原因引起缺氧史,或有难产、产伤、头颅外伤等引起的颅内出血史,胎内及出生后中枢神经系统感染史等。

（2）患儿多哭，易激惹、嗜睡、惊掣、吸吮及吞咽困难，抬头和坐立困难，运动发育迟缓，步态不稳，动作笨拙，四肢运动不协调，或手足徐动，有舞蹈样动作。

（3）肢体强直，四肢抽搐，肢体瘫痪。2～3岁后痉挛性瘫痪的姿势更明显，伴智力低下，学习困难，听力障碍，反应迟钝，行为障碍。

【辨证分型】

肾精不足 筋骨痿软，行走艰难，走路较迟，毛发稀疏，齿不速长，坐不能稳。先天肾精不足是本病的基础，是本病的基本病机。

肝肾亏损 筋骨痿弱无力，起立坐行均迟于同龄小儿，发稀枯黄，眼睛干涩，口渴不欲饮。有些可并发痫证。

血滞心窍 不能言语或虽语言而不清晰，精神呆钝，肢体软弱，动作不协调，智力欠发达，记忆力明显低于同龄的儿童。

脾胃虚弱 活动较少，四肢肌肉痿弱不用，口开不合，舌常伸于口外而流涎，睡眠露睛，不思乳食，大便时溏时干。

瘀阻脑络 筋骨痿弱无力，反应迟钝，舌有瘀斑，指纹深紫。

痰浊内蒙 筋骨软弱，神情呆滞，不思乳食，孔窍不利，耳聪目不明，舌苔厚腻。

外邪内侵

①风邪外袭

筋骨软弱，发病急骤，变化多端，舌淡苔薄，指纹色红。

②寒邪阻络

筋骨软弱，活动不利，患儿怕冷喜温，舌淡苔薄白，指纹色青紫。

③火邪灼经

筋骨软弱，筋脉拘挛，角弓反张，烦躁易怒，甚则神昏谵语，目斜口歪，舌红苔黄燥，指纹色鲜红。

④湿邪瘀阻经络

筋骨软弱，患儿口中粘腻，不思乳食，病情缠绵难愈，舌胖苔厚腻或滑，指

下篇 图说小儿常见病按摩治疗

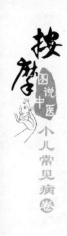

纹淡红。

【治疗常用手法】

推肾经　患儿仰卧位,术者站在患儿的侧方,一手扶住患儿的前臂,另一
手以拇指罗纹面从患儿小指指尖向其指根方向直推,称为"推肾经",反复操
作 300 次(图 162)。

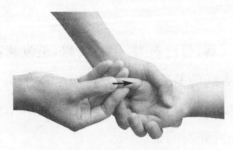

图 162　推肾经

补脾经　患儿仰卧位,术者站在患儿的侧方,一手扶住患儿的前臂,另一
手以拇指罗纹面在患儿拇指末节罗纹面上做顺时针方向的旋转推动;也可以
将患儿拇指屈曲,术者以拇指罗纹面循患儿拇指桡侧边缘向掌根方向直推,
统称"补脾经",反复操作 100 次(图 163)。

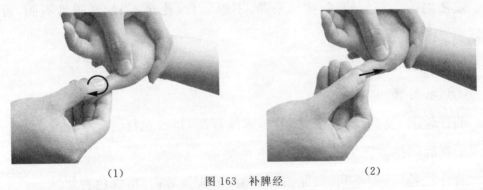

(1)　　　　　　　　　　图 163　补脾经　　　　　　　　　　(2)

掐合谷　患儿坐位或仰卧位,术者站在患儿的侧方,一手扶住患儿的前
臂,另一手以拇指指甲掐揉患儿合谷穴(在手背第 1、2 掌骨间,第 2 掌骨桡侧
中点处)至苏醒为度(图 164)。

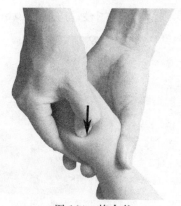

图 164　掐合谷

摩腹　患儿仰卧位,术者站在患儿的侧方,将手掌轻放于患儿腹部,沉肩垂肘,以前臂带动腕,按照左上腹、右上腹、右下腹、左下腹的顺序做环形而有节律的抚摩约 5 分钟。用力宜轻不宜重,速度宜缓不宜急;在摩腹之前可以在患儿腹部涂上适量滑石粉,以免摩腹过程中损伤患儿皮肤(图 165)。

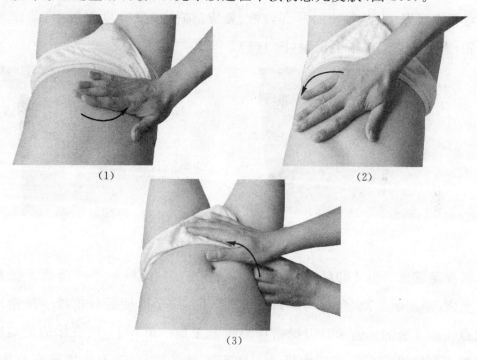

(1)　　　　　　(2)

(3)

图 165　摩腹

按揉大椎　患儿正坐位或俯卧位,术者站在患儿的侧方,以一手拇指置于患儿大椎(第 7 颈椎棘突下缘)穴上,向下按压同时环旋揉动穴位 2 分钟,注

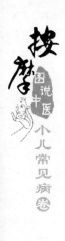

意拇指需吸定于穴位,力度以患儿能耐受为宜(图166)。

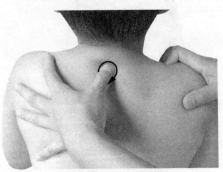

图 166　按揉大椎

捏脊　患儿俯卧位,术者双手示指抵于背脊之上,再以两手拇指伸向示指前方,合力挟住肌肉,捏起,采用示指向前拇指后退之翻卷动作,二手交替向前移动。自长强穴(尾骨端下,当尾骨端与肛门连线中点处)起一直捏到大椎穴(后正中线上,第7颈椎棘突下凹陷中)为1次,如此反复操作5～6次。注意要直线捏,所捏皮肤的厚、薄、松、紧应适宜,捏拿速度要适中,动作轻快柔和,避免肌肤从手指尖滑脱(图167)。

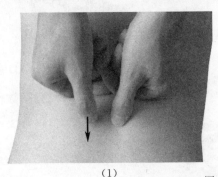
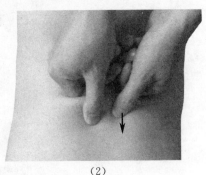

（1）　　　　　　　　　　图 167　捏脊　　　　　　　　　（2）

揉足三里　患儿仰卧位,术者站在患儿的侧方,以一手拇指置于患儿足三里穴(小腿前外侧,髌骨与髌韧带外侧凹陷下三寸,距胫骨前缘一横指),施以点揉法5分钟。施术时以拇指指端吸定于足三里穴上,以肢体的近端远端作带动深层组织小幅度环旋揉动。注意压力要均匀,动作要协调有节律(图168)。

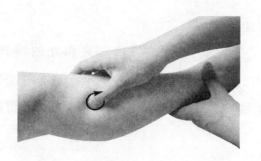

图 168 揉足三里

揉三阴交 患儿正坐位,术者站在患者的前方,一手托住患儿小腿,另一手拇指点按于患儿内踝上三寸处,即三阴交穴,施以点揉法3分钟。术者以拇指指端吸定于三阴交穴上,以肢体的近端带动远端作深层组织小幅度的环旋揉动,压力要均匀,动作要协调有节律(图169)。

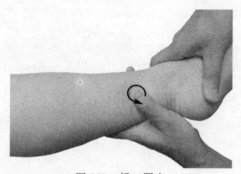

图 169 揉三阴交

揉涌泉 患儿仰卧位,术者站在患儿的侧方,一手托住患儿足跟,另一手以拇指罗纹面揉患儿涌泉穴(足底部,卷足时足前部凹陷处,约当足底2、3趾趾缝纹头与足跟连线的前1/3与后1/3交点处),反复50～100次(图170)。

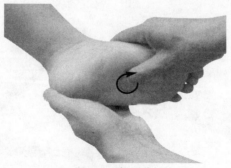

图 170 揉涌泉

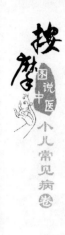

●上肢瘫痪者配伍手法

拿揉上肢　患儿坐位或仰卧位,术者站在患儿的侧方,一手扶住患肢,另一手拿揉该患肢,从上到下,反复操作 1 分钟。施术时动作要和缓,指力要吸定于患儿皮肤,力量要深透,压力均匀,紧推慢移,切不可摩擦皮肤;动作协调有节律(图 171)。

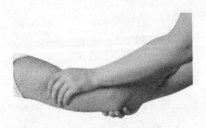

图 171　拿揉上肢

点揉穴位　患儿坐位或仰卧位,术者站在患儿的侧方,一手扶住患肢,另一手点揉该患肢肩髃、肩髎、臂臑、曲池穴,各自点揉 2 分钟。施术时动作要和缓,指力要吸定于患儿皮肤,压力均匀,力量要深透达穴位的深层组织;动作要协调有节律(图 172～图 175)。

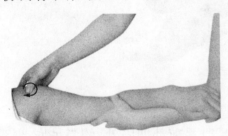

图 172　点揉肩髃

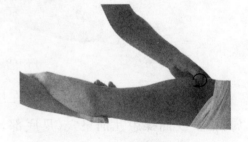

图 173　点揉肩髎

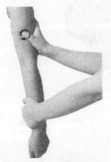

图 174　点揉臂臑

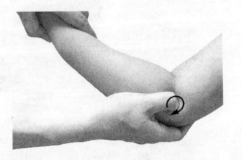

图 175　点揉曲池

搓上肢 患儿坐位或仰卧位,术者站在患儿的侧方,双手掌相对用力,作相反方向的快速搓动,从上到下,再从下到上,反复操作 1 分钟结束上肢的治疗。施术时动作要快而有节奏,用力要对称,紧推慢移,力量要深透,手掌不可摩擦患儿皮肤(图 176)。

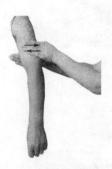

图 176 搓上肢

●下肢瘫痪者配伍手法

拿揉下肢 患儿俯卧位,术者站在患儿的侧方,一手按住患肢,另一手拿揉该患肢,从上到下,反复操作 1 分钟。施术时动作要和缓,指力要吸定于患儿皮肤,压力均匀,力量要深透,紧推慢移,切不可摩擦皮肤;动作协调有节律(图 177)。

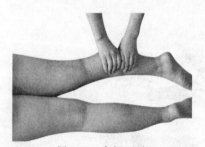

图 177 拿揉下肢

点揉穴位 患儿俯卧位,术者站在患儿的侧方,一手按住患肢,另一手点揉该患肢环跳、居髎、承扶、委中穴,各穴施术 2 分钟。施术时动作要和缓,指力要吸定于患儿皮肤,力量要深透达穴位的深层组织,压力均匀,动作要协调有节律(图 178~图 181)。

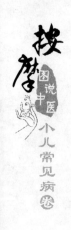
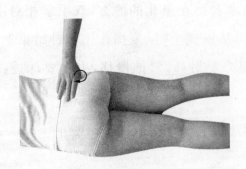

图178　点揉环跳

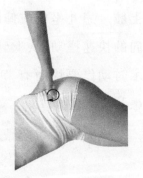

图179　点揉居髎

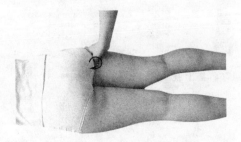

图180　点揉承扶

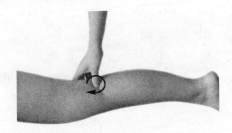

图181　点揉委中

搓下肢　患儿俯卧位，术者站在患儿的侧方，双手掌相对用力，作相反方向的快速搓动，从上到下，再从下到上，反复操作1分钟结束下肢的治疗。施术时动作要快而有节奏，用力要对称，力量要深透，紧推慢移，手掌不可摩擦患儿皮肤（图182）。

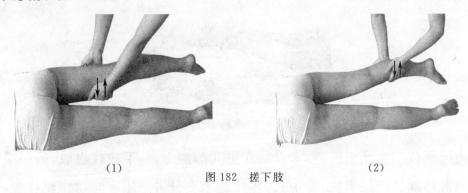

（1）　　　　　　　图182　搓下肢　　　　　　（2）

📝 小 贴 示

①本病患儿要坚持长期治疗，轻者一年，重者二三年后才能取得明显效果，但几乎不太可能完全恢复正常；

②保证患儿充足的营养、合理的教育和适当的功能训练（包括动作训练、语言训练和一些能预防肌肉挛缩的措施）；

③惊厥、癫痫发作时立刻给以止痉药物或抗癫痫药物治疗；

④多鼓励患儿，不可歧视，以免使其产生孤独和自卑感。

特发性脊柱侧弯

正常人的脊柱从背面观是直的。如果在枕骨中点（枕外隆突）至骶骨棘作一连线，脊柱向左或右偏离这条中线，称之为脊柱侧弯。特发性脊柱侧弯系指原因不明的脊柱侧弯畸形，根据发病年龄不同分为婴儿型和青少年型。

【临床表现】

（一）婴儿型

（1）出生后三年以内出现的结构性弯曲。最早发现的常是左侧剃刀背畸形，继而可见胸椎偏向左侧的单一弧度。

（2）男孩居多，胸椎左侧突为主。大多可自行消失。

（3）少数不自行消失，可不断恶化，弧度加重可扩展到胸5～12，出现严重的剃刀背畸形，常伴有脊柱后突；若患儿为双主弧侧弯畸形，一般均有不同程度的恶化，可严重损害心肺功能。

（4）常伴有先天性髋关节脱位。弧度较长，柔韧性好，90%患儿可自行消失，完全消失的时间介于1～2岁，少数在7～8岁。

（5）患儿无神经和肌肉病变，除脊柱有侧弯外，椎体正常，无其他先天性发育畸形。临床和X线片无明显原因。

（二）青少年型

（1）最为常见，典型的为胸椎突向右侧的弧度，易发生剃刀背。

（2）女孩为主，男女比例为1∶10。症状不会自行消失，几乎都会不同程度的恶化。

(3)剃刀背,双肩不等高,腰部不对称,脊柱侧弯并向突侧隆起。

(4)常伴 30°~40°的脊柱后突,少数轻度前突。一些患儿还有对侧髋部隆起,凹侧下肢的相对长度变短,可有躯干倾斜失衡。双主弧如对称发展,畸形不明显,有时只可见身材矮小。

(5)X 线片上有明显的脊柱侧弯。临床畸形常超过 X 线片上的变化。

【辨证分型】

风寒湿凝滞筋脉 兼见恶风,恶寒喜暖,遇风寒加重,患处沉重感,舌苔薄白或白腻,指纹色红或青紫。

痰瘀痹阻经筋 兼见僵直畸形,活动不利,舌质暗紫,苔白腻,指纹沉滞紫暗。

【治疗常用手法】

按揉督脉 患儿俯卧位,术者站在患儿的侧方,用手掌按揉患儿身体背部正中线,反复按揉 2 分钟。施术时动作要和缓有力,手掌心要吸定于患儿皮肤,力量要深透达穴位的深层组织,压力均匀,紧推慢移,动作要协调有节律,随患儿的呼吸一按一收(图 183)。

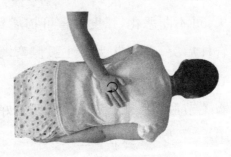

图 183　按揉督脉

弹拨膀胱经 患儿俯卧位,术者站在患儿的侧方,用拇指指腹弹拨脊柱两侧膀胱经线,上下反复操作 2 分钟。施术时动作要和缓,以掌力带动指力,用力均匀,力量要深透达穴位的深层组织,不可摩擦患儿皮肤;紧推慢移,动作要协调有节律(图 184)。

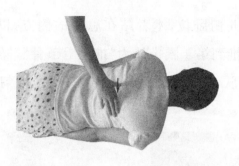

图 184　弹拨膀胱经

按揉大椎　患儿正坐位或俯卧位,术者站在患儿的侧方,以一手拇指置于患儿大椎(第 7 颈椎棘突下缘),向下按压同时环旋揉动穴位 2 分钟。注意拇指需吸定于穴位,力度以患儿能耐受为宜(图 185)。

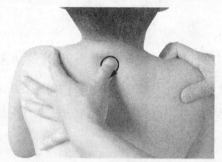

图 185　按揉大椎

捏脊　患儿俯卧位,术者双手示指抵于背脊之上,再以两手拇指伸向示指前方,合力挟住肌肉,捏起,采用示指向前拇指后退之翻卷动作,二手交替向前移动。自长强穴(尾骨端下,当尾骨端与肛门连线中点处)起一直捏到大椎穴(后正中线上,第 7 颈椎棘突下凹陷中),反复操作 5～6 次。注意要直线捏,捏拿速度要适中,动作轻快柔和,所捏皮肤的厚、薄、松、紧应适宜,避免肌肤从手指尖滑脱(图 186)。

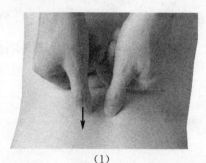

(1)

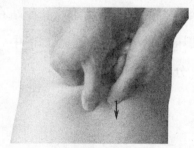

(2)

图 186　捏脊

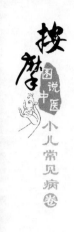

推上七节骨　患儿俯卧位,术者站在患儿的侧方,以双手拇指桡侧缘从患儿尾椎自下而上直推到第4腰椎处为"推上七节骨",操作50次。注意施术手指紧贴患儿腰部皮肤,压力适中,动作连续,速度均匀且要沿直线往返操作,不可偏斜(图187)。

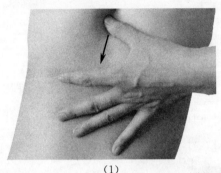
(1)
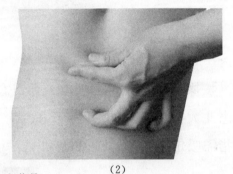
(2)

图 187　推上七节骨

推下七节骨　患儿俯卧位,术者站在患儿的侧方,以双手拇指桡侧缘从患儿第4腰椎自上而下直推到尾椎处为"推下七节骨",操作100次。注意施术手指紧贴患儿腰部皮肤,压力适中,动作连续,速度均匀且要沿直线往返操作,不可歪斜(图188)。

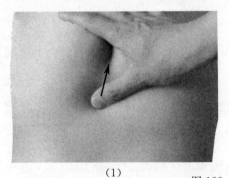
(1)
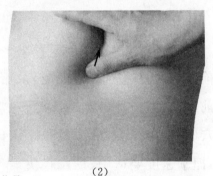
(2)

图 188　推下七节骨

揉承山　患儿俯卧位,术者站在患儿的侧方,一手扶患儿的小腿,另一手拇指按压承山穴(在小腿后面正中,足跟上提时腓肠肌肌腹下尖角凹陷处)后点揉2分钟(图189)。

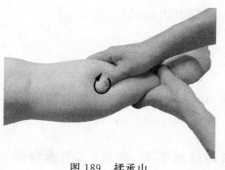

图189 揉承山

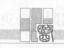 **小 贴 示**

①本病应早发现,早治疗;

②对于重症患儿,推拿无效者,可考虑手术治疗。

百日咳

中医称之为"顿咳"、"天哮"、"疫咳"、"痉咳",是一种常见的小儿呼吸道传染病。本病若不经过适当治疗,病程可达 2～3 个月以上,故称之为"百日咳"。

【临床表现】

(1)以 2～5 岁的小儿多见,好发于冬春两季,患病后可获得终身免疫。

(2)发病初期与一般感冒症状相似,感冒症状消失后,咳嗽逐渐加重,并有鸡鸣样回声,吐出粘稠分泌物。

(3)发作时一连串的、反复性的痉挛性咳嗽,并有深长的鸡鸣样回声。咳时面色潮红,或口唇青紫,涕、泪旁溢,夜间甚于白天。轻者一昼夜约发 10 余次,重者几十次,甚至痰中带血。婴儿常不出现痉咳,而以阵发性呼吸暂停、口唇青紫为主要表现。

(4)发病两周后,化验血常规白细胞计数及淋巴细胞百分率明显增高。

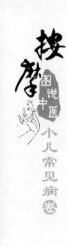

细菌培养早期阳性率较高,可以确诊。

【辨证分型】

风寒型 阵咳,咳声重浊低沉,痰白,鼻塞流清涕。舌淡红,苔白厚腻,指纹色淡红。

痰热型 阵咳,咳声粘腻不爽,痰黄稠,面赤身热,或咯血气急。舌红,苔黄腻色绛,指纹色红。

肺虚型 阵咳,咳声无力,痰少,颧红,潮热,体虚乏力。舌淡红,苔淡白或光,指纹色淡。

【治疗常用手法】

拿揉风池 患儿坐位,术者站在患儿的后方,一手扶住患儿前额,另一手以拇示二指罗纹面相对用力拿揉患儿风池穴(颈后枕骨下,胸锁乳突肌与斜方肌三角凹陷中),反复操作 2 分钟。注意本法操作时不可过度用力,以免引起小儿不适(图 190)。

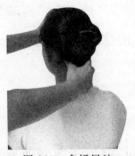

图 190 拿揉风池

清肺经 患儿仰卧位,术者站在患儿的侧方,一手扶住患儿的前臂,另一手以拇指罗纹面从其无名指末节罗纹面向其指根方向直推,称为"清肺经",反复操作 100 次。注意做推法时力量要均匀,着力部位要紧贴患儿皮肤,沿直线推(图 191)。

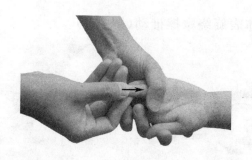

图 191　清肺经

清天河水　患儿仰卧位,术者站在患儿的侧方,一手扶住患儿的前臂,另一手以示指、中指罗纹面沿着患儿前臂正中自腕推向肘部,称为"清天河水",反复操作 100 次。注意沿着直线推动,着力部位要紧贴皮肤,压力适中,做到轻而不浮,重而不滞(图 192)。

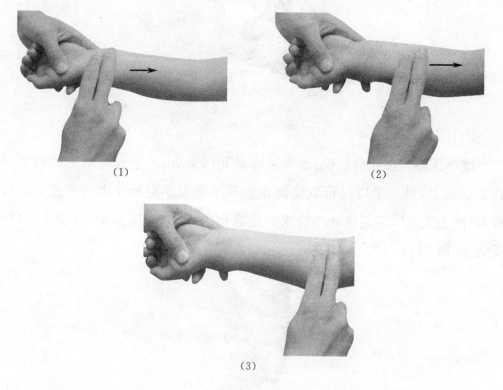

（1）　　　　　　　　　　　　　（2）

（3）

图 192　清天河水

运内八卦　患儿仰卧位,术者站在患儿的侧方,一手扶住患儿的四指,使其掌心向上,另一手以示、中二指夹住患儿拇指,并以拇指端自患儿掌根处做顺时针方向环形推动,称为"运内八卦",反复操作 100 次。操作时宜轻不宜重,宜缓不宜急,在体表旋绕摩擦推动(图193)。

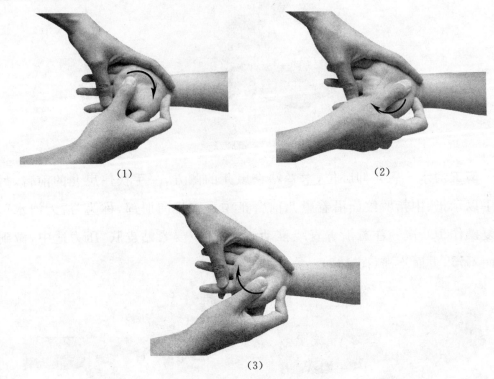

(1)　　　　　　(2)

(3)

图193　运内八卦

揉小天心　患儿仰卧位,术者站在患儿的侧方,一手托住患儿的前臂,使其掌心向上,另一手以拇指罗纹面在患儿手掌大小鱼际交界的凹陷处按揉,称为"揉小天心",反复操作300次。注意用力均匀,力度适中,以患儿可以忍受为度(图194)。

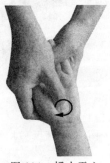

图194　揉小天心

揉一窝风　患儿仰卧位,术者站在患儿的侧方,一手托住患儿的前臂,使其掌心向上,另一手以拇指罗纹面按揉患儿一窝风(手背腕横纹中央凹陷

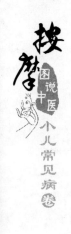

72

处),操作 300 次。注意用力均匀,力度适中,以患儿可以忍受为度(图 195)。

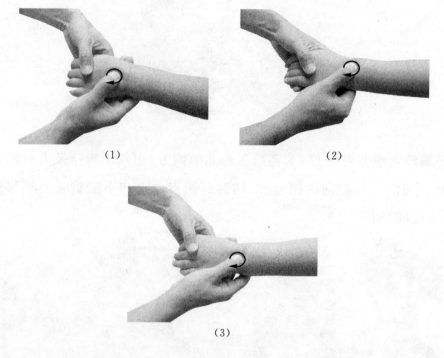

（1）　　　　　　　　　　（2）

（3）

图 195　揉一窝风

揉天突　患儿仰卧位,术者站在患儿的侧方,以中指指端着力,按揉天突穴(在胸骨切迹上缘凹陷处正中)约 30～50 次,用力以患儿能耐受为度(图 196)。

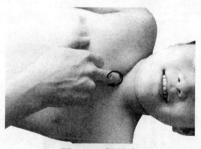

图 196　揉天突

揉膻中　患儿仰卧位,术者站在患儿的侧方,以一手示指、中指指端按于患儿两乳头连线中点处(即膻中穴)以指端为着力点作环旋揉动,揉 300 次(图 197)。

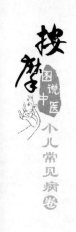

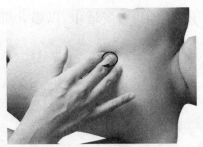

图 197 揉膻中

开胸法 患儿仰卧位,术者站在患儿的侧方,用双手拇指及大鱼际着力,自胸骨下端沿肋间隙向两侧分推,同时起始点由上向下沿胸骨中线移动,反复 5～8 遍(图 198)。

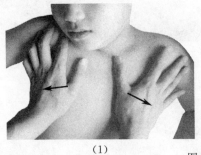

(1)

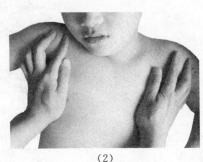

(2)

图 198 开胸法

揉肺俞 患儿俯卧位,术者站在患儿的侧方,以一手示、中指端分别置于患儿两侧肺俞(在背部第 3 胸椎棘突下,旁开 1.5 寸处),环旋揉动约 2～3 分钟(图 199)。

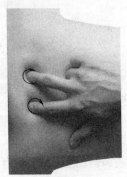

图 199 揉肺俞

揉涌泉 患儿仰卧位,术者站在患儿的侧方,一手托住患儿足跟,另一手以拇指罗纹面揉患儿涌泉穴(足底部,卷足时足前部凹陷处,约当足底 2、3 趾趾缝纹头与足跟连线的前 1/3 与后 1/3 交点处)50～100 次(图 200)。

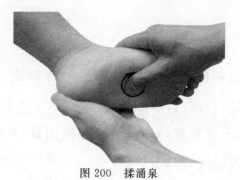

图 200　揉涌泉

 小　贴　示

①发现百日咳病儿,要及时到医院就诊,隔离 4～6 周;

②发病后患儿居室要保持清洁,保持空气新鲜;要注意休息,保证充足的睡眠,给与充足的营养,合理膳食,忌食生冷油腻及辛辣刺激之品。

流行性腮腺炎

流行性腮腺炎是以发热及耳下腮部漫肿疼痛为特征的流行性疾病。好发于 3～5 岁小儿,一年四季均可发生,冬春两季较流行。本病预后一般较好,并可获终身免疫力,但严重者可并发脑膜炎、睾丸炎等疾病。中医谓之为"痄腮"。

【临床表现】

(1)初病时怕冷发热、头痛恶心、咽喉疼痛,1～2 天后以耳垂为中心漫肿疼痛,边缘不清,局部发硬,皮色不红,压之疼痛,张口、咀嚼时疼痛加重。常先发于一侧。

(2)腮腺管口可见红肿,腮腺肿胀约经 4～5 天开始消退,整个病程约 1～2 周。

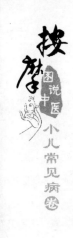

(3)发病前 2~3 周有痄腮接触史。

【辨证分型】 ◆

风温轻证 咽红,一侧或两侧耳下腮部漫肿疼痛,头痛,轻微发热或无热,咀嚼不便。舌质红,苔薄白,脉浮数。

风温重证 腮部漫肿胀痛,坚硬拒按,咀嚼困难,头痛较重,壮热烦躁,口渴引饮,咽喉肿痛。舌质红,苔黄,脉数。

邪陷心包证(并发脑膜炎) 腮腺尚未肿大,或腮腺肿后 5~7 天发生。头痛项强,骤然壮热,可伴嗜睡,昏迷,抽搐。舌质红绛,脉数。

邪毒引睾证(并发睾丸炎) 男孩年长体弱者多见,一侧或两侧睾丸肿胀,行走时有沉坠感,伴恶寒、发热,小便短赤。舌质红,苔黄,脉数。

邪壅少阳证(并发胰腺炎) 腮腺肿胀疼痛,胰腺炎大都在腮腺肿大 1 周内发生。轻者患儿仅有上腹隐痛,严重者呈突发性上腹剧痛,拒按,恶寒发热,呕吐,腹胀、腹泻或便秘。舌质红绛,苔黄,脉数。

【治疗常用手法】 ◆

清胃经 患儿仰卧位,术者站在患儿的侧方,一手扶住患儿的前臂,另一手以拇指罗纹面在患儿拇指掌侧远端向指根方向直推,称为"清胃经",反复操作 300 次(图 201)。

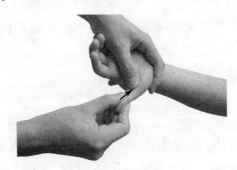

图 201 清胃经

推肾经 患儿仰卧位,术者站在患儿的侧方,一手扶住患儿的前臂,另一手以拇指罗纹面从患儿小指指尖向其指根方向直推,称为"推肾经",反复操作 200 次(图 202)。

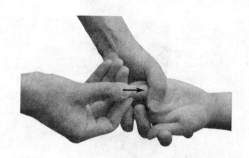

图 202 推肾经

揉二马 二马穴位于小儿掌背,无名指与小指掌指关节间凹陷处。患儿仰卧位,术者站在患儿的侧方,一手托住患儿的前臂,另一手以拇指指端揉其二马穴,揉 100～300 次(图 203)。

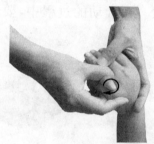

图 203 揉二马

揉板门 患儿仰卧位,术者站在患儿的侧方,一手扶住患儿的前臂,另一手以拇指罗纹面于揉患儿手掌大鱼际处往返按揉为"揉板门",反复操作 300 次(图 204)。

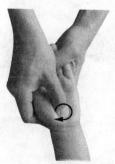

图 204 揉板门

揉小天心 患儿仰卧位,术者站在患儿的侧方,一手托住患儿的前臂,使其掌心向上,另一手以拇指罗纹面在其手掌大小鱼际交界的凹陷处按揉为

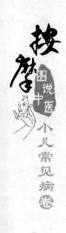

"揉小天心",反复操作 300 次。注意用力均匀,力度适中,以患儿可以忍受为度(图 205)。

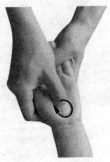

图 205　揉小天心

推三关　患儿仰卧位,术者站灾患儿的侧方,一手扶住患儿的前臂,另一手以拇指桡侧面示中指指面沿着患儿前臂桡侧,从患儿的腕部向肘部直推,称为"推三关",反复操作 200 次。在推动的过程中,要注意指面要紧贴患儿的皮肤,压力要适中(图 206)。

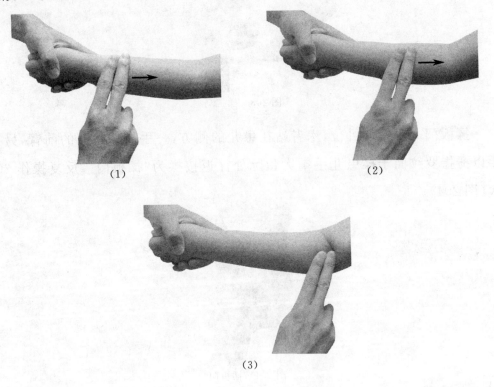

(1)　　　　　　　　　　(2)

(3)

图 206　推三关

清天河水　患儿仰卧位,术者站在患儿的侧方,一手扶住患儿的前臂,另一手以示指、中指罗纹面沿着患儿前臂正中自腕推向肘部,称为"清天河水",反复操作100次。注意沿着直线推动,着力部位要紧贴皮肤,压力适中,做到轻而不浮,重而不滞(图207)。

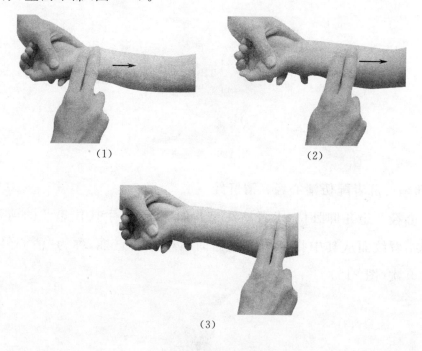

(1)　　　　　　　　(2)

(3)

图207　清天河水

退六腑　患儿仰卧位,术者站在患儿的侧方,一手扶其的前臂,另一手以拇指或示、中指指面沿着患儿前臂尺侧,从患儿的肘部向腕部直推,称为"退六腑",反复操作300次。在推动的过程中,要注意指面要紧贴患儿的皮肤,压力要适中(图208)。

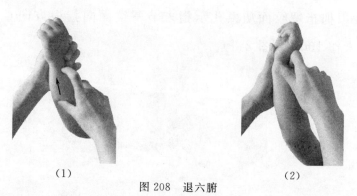

(1)　　　　　　　　　　　(2)

图208　退六腑

揉涌泉　患儿仰卧位,术者站在患儿的侧方,一手托住患儿足跟,另一手

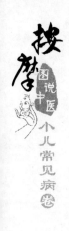

以拇指罗纹面揉患儿涌泉穴(足底部,卷足时足前部凹陷处,约当足底 2、3 趾趾缝纹头与足跟连线的前 1/3 与后 1/3 交点处),反复施术 50～100 次(图 209)。

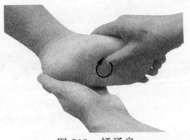

图 209　揉涌泉

◎**邪陷心肝者配伍清心经、清肝经**

清心经　患儿仰卧位,术者站在患儿的侧方,一手扶住患儿的前臂,另一手以拇指罗纹面从其中指末节罗纹面向指根方向直推,称为"清心经",反复操作 200 次(图 210)。

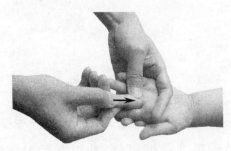

图 210　清心经

清肝经　患儿抱坐位或仰卧位,术者站在患儿的侧方,一手扶住患儿的前臂,另一手以拇指罗纹面从患儿示指末节罗纹面向指根方向直推,称为"清肝经",反复操作 100 次(图 211)。

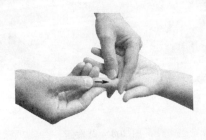

图 211　清肝经

①治疗期间要多喝水或新鲜果汁,饮食宜清淡、好消化;

②可用鲜马齿苋加少量面粉捣烂后局部外敷。

脊髓灰质炎后遗症

脊髓灰质炎后遗症又称小儿麻痹后遗症,发生于脊髓灰质炎的后期,临床以肢体痿软、肌肉弛缓和萎缩为其主要特征。

脊髓灰质炎是一种急性传染病,流行于夏秋季节,好发于 6 个月～5 岁的小儿,临床出现发热,伴有咳嗽、咽喉红肿疼痛、全身肌肉疼痛,或有呕吐腹泻等症状,继而出现肢体痿软、肌肉弛缓和萎缩。

【临床表现】

(1)有脊髓灰质炎病史。

(2)患侧肌肉明显萎缩麻痹,瘫痪呈弛缓型,肢体可出现各种畸形,尤以下肢为多见。如肩关节脱臼状、脊柱侧突、膝后凸或外展、足外翻、内翻、马蹄形、仰趾足等。

(3)病情严重者,可出现血压下降、呼吸不整、吞咽困难,甚至惊厥、昏迷等危象。

【辨证分型】

邪犯肺胃(发病初期) 发热,咳嗽,头痛,汗出,全身不适,纳呆食少,或恶心,呕吐,腹泻等。舌质淡红,苔薄白,脉浮数,指纹色红。

邪窜经络(进展期) 发热,汗多,肢体疼痛,转侧不利,烦躁不安。舌质红,苔腻,脉濡细。

气虚血瘀、肝胃亏损(后遗症期) 热退后口眼歪斜,头部左右倾倒,肢体瘫痪无力,日久肌肉明显消瘦,关节弛纵不收,肢体变细,皮肤不温,常可并发脊

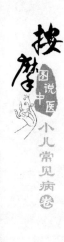

椎侧凸、肩关节松脱、膝后凸或外展、足外翻内翻、马蹄形或仰趾足等畸形。

【治疗常用手法】

◈ 上肢瘫痪者

揉搓患处 患儿仰卧位，术者站在患儿的侧方，两手掌夹住患肢，相对用力，上下揉搓，反复操作1分钟。注意着力部位要紧贴皮肤，勿摩擦患儿皮肤，压力适中，做到轻而不浮，重而不滞。

按揉患处肌肉 患儿仰卧位，术者站在患儿的侧方，一手扶住患儿手臂，一手用拇指面或第2～5指面按揉患处肌肉，反复操作至患处肌肉松软为度。注意着力部位要紧贴皮肤，移动时做到紧推慢移，勿摩擦，力量渗透入患处肌肉，压力适中，做到轻而不浮，重而不滞。

推三关 患儿仰卧位，术者站灾患儿的侧方，一手扶住患儿的前臂，另一手以拇指桡侧面或示中指指面沿着患儿前臂桡侧，从腕部向肘部直推，称为"推三关"，反复操作200次。在推动的过程中，注意指面要紧贴患儿的皮肤，压力要适中（图212）。

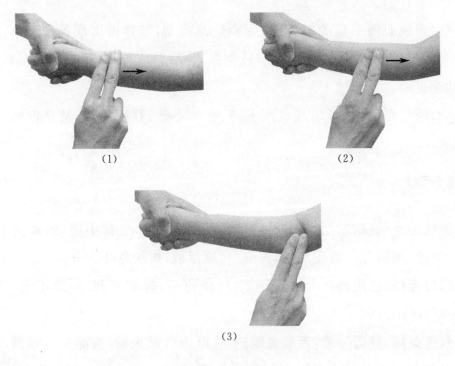

(1)

(2)

(3)

图212 推三关

退六腑 患儿仰卧位,术者站在患儿的侧方,一手扶住患儿的前臂,另一手以拇指或示中指指面沿着患儿前臂尺侧,从肘部向腕部直推,称为"退六腑",反复操作 200 次。在推动的过程中,注意指面要紧贴患儿的皮肤,压力要适中。此法对于一切实热症均有效(图 213)。

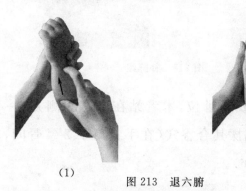

(1)　　　　图 213　退六腑　　　　(2)

清胃经 患儿仰卧位,术者站在患儿的侧方,一手扶住患儿的前臂,另一手以拇指罗纹面在其拇指掌侧第一节向指根方向直推,称为"清胃经",反复操作 300 次(图 214)。

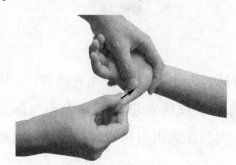

图 214　清胃经

补脾经 患儿仰卧位,术者站在患儿的侧方,一手扶住患儿的前臂,另一手以拇指罗纹面在其拇指末节罗纹面上做顺时针方向的旋转推动;也可以将患儿拇指屈曲,术者以拇指罗纹面循患儿拇指桡侧边缘向掌根方向直推,统称"补脾经",反复操作 100 次(图 215)。

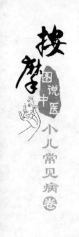

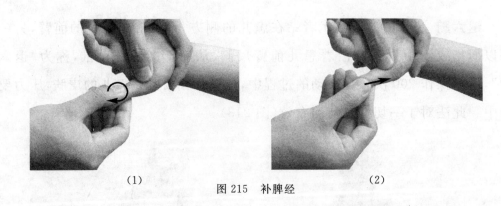

（1）　　　　　图 215　补脾经　　　　　（2）

掐合谷　患儿抱坐位或仰卧位，术者站在患儿的侧方，一手扶住患儿的前臂，另一手以拇指指甲掐揉其合谷穴（在手背第 1、2 掌骨间，第 2 掌骨桡侧中点处）至苏醒为度（图 216）。

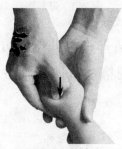

图 216　掐合谷

揉小天心　患儿仰卧位，术者站在患儿的侧方，一手托住其的前臂，使其掌心向上，另一手以拇指罗纹面在患儿手掌大小鱼际交界的凹陷处按揉为"揉小天心"，操作 300 次。注意用力均匀，力度适中，以患儿可以忍受为度（图 217）。

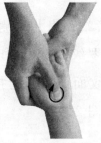

图 217　揉小天心

推肾经　患儿仰卧位，术者站在患儿的侧方，一手扶住其的前臂，另一手以拇指罗纹面从其小指指尖向其指根方向直推，称为"推肾经"，反复操作 300

次(图 218)。

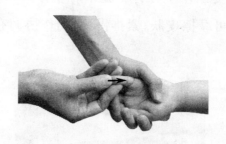

图 218　推肾经

按揉大椎　患儿正坐位或俯卧位,术者站在患儿的侧方,以一手拇指置于其大椎(第 7 颈椎棘突下缘)穴上,向下按压同时环旋揉动穴位 2 分钟。注意拇指需吸定于穴位,力度以患儿能耐受为宜(图 219)。

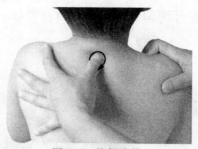

图 219　按揉大椎

拿肩井　患儿正坐位,术者站于其后方,将双手分别置于双侧肩井(在肩上,当大椎穴与肩峰的连线的中点)部,以拇指与其余四指指腹的对合夹力施用提拿法,以患儿能耐受为度,反复 10～20 遍。拿时注意前臂放松,手掌空虚,提拿的方向与肌腹垂直(图 220)。

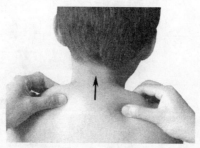

图 220　拿肩井

● **下肢瘫痪者**

拿揉下肢　患儿俯卧位,术者站在其的侧方,一手按住患肢,另一手拿揉

85

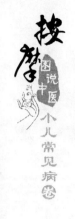

该患肢,从上到下,反复操作 1 分钟。施术时动作要和缓,指力要吸定于患儿皮肤,力量深透,切不可摩擦皮肤;紧推慢移,动作协调有节律(图 221)。

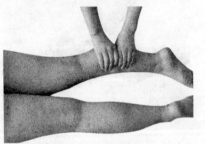

图 221　拿揉下肢

点揉环跳　患儿俯卧位,术者站在其的侧方,一手按住患肢,另一手点揉该患肢环跳穴 2 分钟。施术时动作要和缓,指力要吸定于患儿皮肤,力量要深透达穴位的深层组织,压力均匀,动作要协调有节律(图 222)。

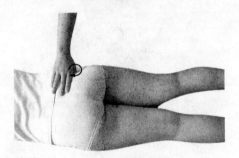

图 222　点揉环跳

点揉居髎　患儿俯卧位,术者站在患儿的侧方,一手按住患肢,另一手点揉该患肢居髎、承扶、委中穴,各施术 2 分钟。施术时动作要和缓,指力要吸定于患儿皮肤,力量要深透达穴位的深层组织,压力均匀,动作要协调有节律(图 223～图 224)。

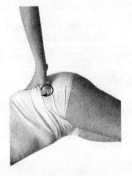

图 223　点揉居髎

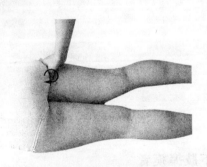

图 224　点揉承扶

搓下肢 患儿俯卧位,术者站于其侧方,双手掌相对用力,作相反方向的快速搓动,从上到下,再从下到上,反复操作 1 分钟结束下肢的治疗。施术时动作要快而有节奏,用力要对称,紧推慢移,力量要深透,手掌不可摩擦患儿皮肤(图 225)。

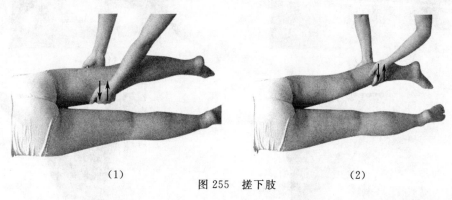

(1)   图 255 搓下肢   (2)

捏脊 患儿俯卧位,术者双手示指抵于背脊之上,再以两手拇指伸向示指前方,合力挟住肌肉,捏起,采用示指向前拇指后退之翻卷动作,二手交替向前移动。自长强穴(尾骨端下,当尾骨端与肛门连线中点处)起一直捏到大椎穴(后正中线上,第 7 颈椎棘突下凹陷中)为 1 次,如此反复操作 5～6 次。注意要直线捏,所捏皮肤的厚、薄、松、紧应适宜,捏拿速度要适中,动作轻快柔和,避免肌肤从手指尖滑脱(图 226)。

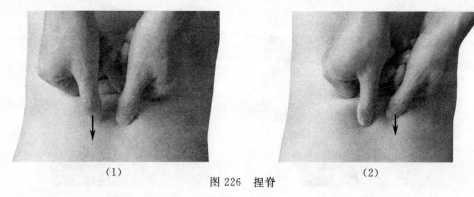

(1)   图 226 捏脊   (2)

擦八髎 患儿俯卧位,术者站在患儿的侧方,将一手手掌放于患儿骶部八髎穴(正对八个骶后孔处,左右各四)处,沿着八髎穴走向作直线往返快速擦动 3 分钟。注意手掌要紧贴患儿腰部皮肤,压力适中,使产生的热量透达深层组织,即"透热";速度要均匀且快,要沿直线往返操作,不可歪斜(图 227)。

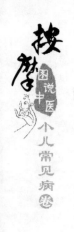

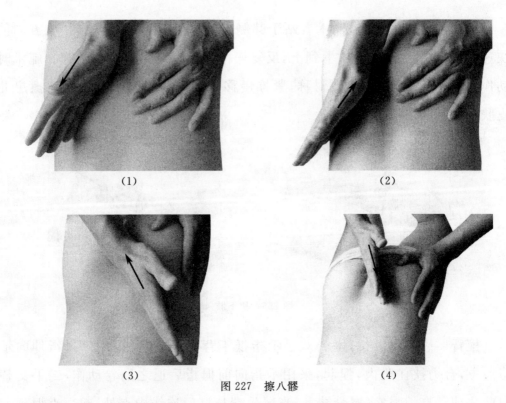

(1)　　　　　　　　　　　　　　(2)

(3)　　　　　　　　　　　　　　(4)

图 227　擦八髎

推上七节骨　患儿俯卧位,术者站于其侧方,以双手拇指桡侧缘从患儿尾椎自下而上直推到第 4 腰椎处为"推上七节骨",操作 50 次。注意要紧贴患儿腰部皮肤,压力适中;动作要连续,速度要均匀且要沿直线往返操作,不可歪斜(图 228)。

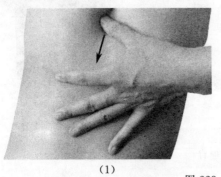

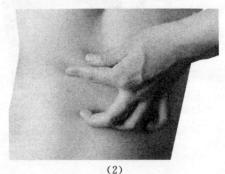

(1)　　　　　　　　　　　　　　(2)

图 228　推上七节骨

推下七节骨　患儿俯卧位,术者站在患儿的侧方,以双手拇指桡侧缘从患儿第 4 腰椎自上而下直推到尾椎处为"推下七节骨",操作 100 次。注意要紧贴患儿腰部皮肤,压力适中,动作要连续,速度要均匀且要沿直线往返操作,不可歪斜(图229)。

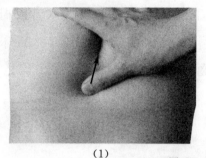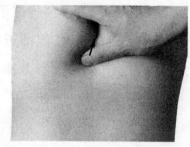

<table>
<tr><td>(1)</td><td>图229　推下七节骨</td><td>(2)</td></tr>
</table>

揉足三里　患儿仰卧位,术者站于其侧方,以一手拇指置于患儿足三里穴(小腿前外侧,髌骨与髌韧带外侧凹陷下三寸,距胫骨前缘一横指)穴上,施以点揉法5分钟。施术时以拇指指端吸定于足三里穴上,以肢体的近端带动远端作深层组织小幅度环旋揉动,压力要均匀,动作要协调有节律(图230)。

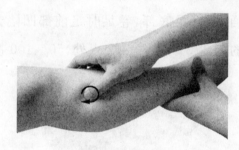

图230　揉足三里

揉承山　患儿俯卧位,术者站于其侧方,一手扶住患儿的小腿,另一手拇指按压承山穴(在小腿后面正中,足跟上提时腓肠肌肌腹下尖角凹陷处)后点揉2分钟(图231)。

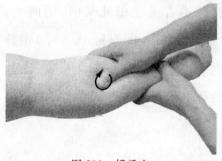

图231　揉承山

下篇　图说小儿常见病按摩治疗

揉三阴交 患儿正坐位,术者站于其前方,一手托住患儿小腿,另一手拇指点按于患儿内踝上三寸处,即三阴交穴,施以点揉法3分钟。术者以拇指指端吸定于三阴交穴上,以肢体的近端远端作带动深层组织小幅度的环旋揉动,压力要均匀,动作要协调有节律(图232)。

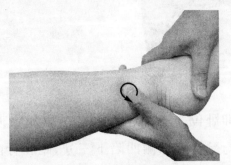

图232 揉三阴交

揉涌泉 患儿仰卧位,术者站在患儿的侧方,一手托住患儿足跟,另一手以拇指罗纹面揉患儿涌泉穴(足底部,卷足时足前部凹陷处,约当足底2、3趾趾缝纹头与足跟连线的前1/3与后1/3交点处)50～100次(图233)。

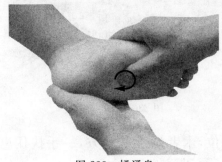

图233 揉涌泉

面部偏瘫者

开天门 患儿仰卧位,术者坐于患儿头前,用两手拇指指腹着力于前额,自印堂(眉心)至神庭(印堂之上,入前发际0.5寸)做抹法,称为"开天门",连续做30～50次。施术时以拇指的近端带动远端,做上下或左右的单方向移动,其余四指置于头的两侧相对固定(图234)。

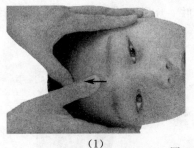 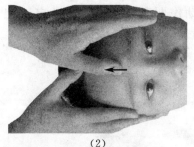

(1)   图 234   开天门   (2)

推坎宫 患儿仰卧位,术者坐于患儿头前,用两手拇指的桡侧面着力于前额,自眉心向眉梢做分推,称为"推坎宫",连续做 30~50 次。做此法的时候要注意压力始终,做到轻而不浮,重而不滞,方向要正确(图 235)。

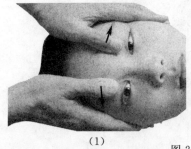 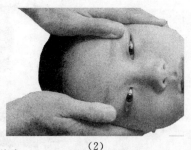

(1)   图 235   推坎宫   (2)

揉太阳 患儿仰卧位,术者坐于患儿头前,将两拇指罗纹面紧贴于患儿头部两侧太阳穴(在眉眼后凹陷中)处做环旋揉动,其余四指轻扶于患儿脑后,称为"揉太阳",反复揉 2 分钟。揉动时压力要均匀,动作要协调有节律。此法可以减轻感冒头痛(图 236)。

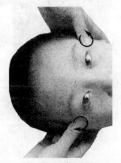

图 236   揉太阳

点揉穴位 患儿坐位或仰卧位,术者站或坐在患儿的侧方,一手扶住其头部,另一手以拇指指腹按揉患儿地仓、下关、颊车穴,各穴反复操作 1 分钟。

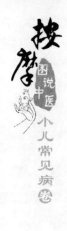

施术时动作要和缓,指力要吸定于患儿皮肤,力量要深透达穴位的深层组织,压力均匀,动作要协调有节律(图237～图239)。

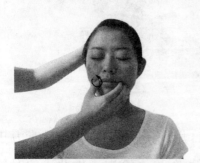

图237　点揉地仓

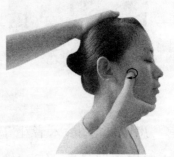

图238　点揉下关

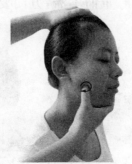

图239　点揉颊车

掐人中　患儿抱坐位或仰卧位,术者站于其侧方,一手扶住患儿头部以固定,另一手以拇指指甲掐人中穴(在鼻唇沟中上 1/3 交界处)数次至患儿苏醒为度(图240)。

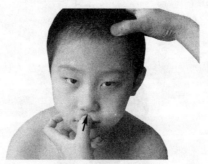

图240　掐人中

掐合谷　患儿抱坐位或仰卧位,术者站在患儿的侧方,一手扶住患儿的前臂,另一手以拇指指甲掐揉患儿合谷穴(在手背第1、2掌骨间,第2掌骨桡侧中点处)至苏醒为度(图241)。

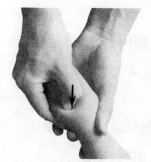

图 241 掐合谷

 小 贴 示

①治疗的同时,要在医生的指导下,持久地进行有目的功能锻炼,可起到增强肌肉的力量、防止肌肉萎缩、矫正畸形的作用;

②同时还应加强健肢及全身的锻炼;

③患儿的饮食应易消化而又富营养。

小儿鹅口疮

小儿口腔、舌上布满白屑,状如鹅口之症称为鹅口疮。

【临床表现】

(1)口内舌面布满白屑,逐渐蔓延相互融合,状如凝乳,擦而复生,不易清除。

(2)常伴有烦闹啼哭,吮乳困难,大便秘结,小便赤涩,舌质红,指纹紫滞。

(3)本病在早产儿、体质虚弱的乳儿比较常见。

【辨证分型】

风热袭表 口唇、舌面、两颊部出现红疹,可迅速演变成疱疹,进而逐步形成溃疡,红肿疼痛,常伴发热恶寒,咳嗽,流涎,咽红不适。舌边尖红,脉

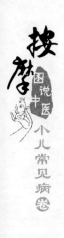

浮数。

脾胃积热 口唇、舌面、颊内、齿龈等处散发小疮,红肿疼痛;继而破溃糜烂,口臭涎多,烦躁不安,拒绝乳食,哭闹不安,大便秘结,小便短赤。舌质红,苔黄或黄腻,指纹紫滞。

心火上炎 舌尖、舌面糜烂破溃,红肿疼痛,心烦口渴,大便秘结,小便短赤涩痛。舌边尖红,苔少,脉细数。

虚火上浮 口唇、舌面浅表出现溃烂,不甚疼痛,稀疏色淡,口流清涎,神疲颧红,低热盗汗,口干渴不欲饮,大便干,小便赤。舌质淡红,苔少,指纹淡紫,脉细数。

【治疗常用手法】 ◆━━━━━━

清胃经 患儿仰卧位,术者站在患儿的侧方,一手扶住患儿的前臂,另一手以拇指罗纹面在患儿拇指掌侧第一节向指根方向直推,称为"清胃经",反复操作300次(图242)。

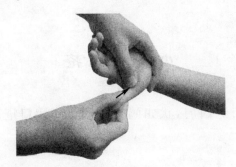

图242 清胃经

补脾经 患儿仰卧位,术者站于其侧方,一手扶住患儿的前臂,另一手以拇指罗纹面在其拇指末节罗纹面上做顺时针方向的旋转推动;也可以将患儿拇指屈曲,术者以拇指罗纹面循患儿拇指桡侧边缘向掌根方向直推,统称"补脾经",反复操作100次(图243)。

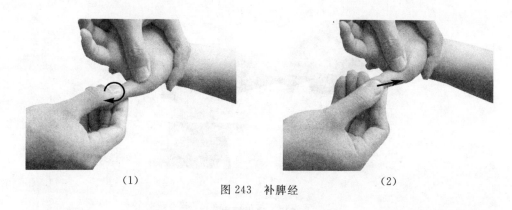

（1）　　　图 243　补脾经　　　（2）

推肾经　患儿仰卧位，术者站在患儿的侧方，一手扶住患儿的前臂，另一手以拇指罗纹面从患儿小指指尖向其指根方向直推，称为"推肾经"，反复操作 200 次（图 244）。

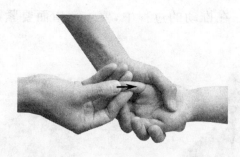

图 244　推肾经

清天河水　患儿仰卧位，术者站在患儿的侧方，一手扶住患儿的前臂，另一手以示指、中指罗纹面沿着患儿前臂正中自腕推向肘部，称为"清天河水"，反复操作 100 次。注意应沿着直线推动，着力部位要紧贴皮肤，压力适中，做到轻而不浮，重而不滞（图 245）。

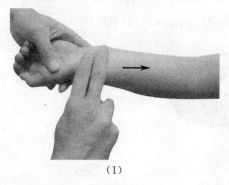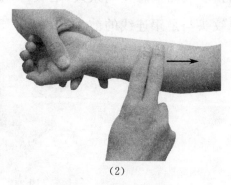

（1）　　　　　　　　　（2）

下篇　图说小儿常见病按摩治疗

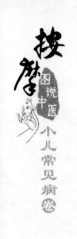

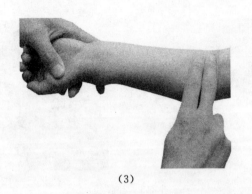

（3）

图 245　清天河水

退六腑　患儿仰卧位，术者站在患儿的侧方，一手扶住患儿的前臂，另一手以拇指或示中指指面沿着患儿前臂尺侧，从肘部向腕部直推，称为"退六腑"，反复操作 200 次。在推动的过程中，要注意指面要紧贴患儿的皮肤，压力要适中（图 246）。

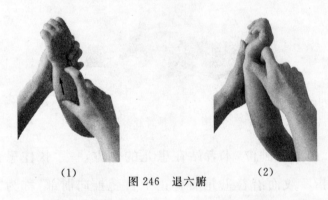

（1）　　　　　　　　图 246　退六腑　　　　　　　（2）

揉涌泉　患儿仰卧位，术者站在患儿的侧方，一手托住患儿足跟，另一手以拇指罗纹面揉患儿涌泉穴（足底部，卷足时足前部凹陷处，约当足底 2、3 趾趾缝纹头与足跟连线的前 1/3 与后 1/3 交点处）50～100 次（图 247）。

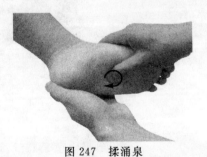

图 247　揉涌泉

小 贴 示

①当发现小儿口腔内有类似奶瓣的斑块时,不要随便揩洗,以免粘膜损伤引起细菌感染;确诊小儿患有鹅口疮后,可以用消毒药棉蘸2%的小苏打水擦洗口腔(擦洗的时候动作要轻),再用1‰龙胆紫涂在患处,每天1～2次。

②保持患儿口腔清洁。

③平时不乱用抗生素,抗生素可能会杀灭抑制白色念珠菌的细菌,从而导致白色念珠菌大量繁殖,引发鹅口疮。

小儿肠套叠

肠套叠是肠管的一部分及其系膜套入到临近肠腔内而造成的肠腔梗阻,是婴幼儿最常见的急腹症之一。多发于2岁以下的儿童,男比女多2～3倍。

【临床表现】

(1)早期可出现有规律的阵发性腹痛,小儿哭闹不安,面色苍白,双臂摇动,或用手抓按腹部。

(2)反复发作,腹痛后不久可发生呕吐,果酱样血便,血便多在4～12小时出现。

(3)右上腹肋缘下或脐上多可触及肿物。

(4)常伴精神萎靡、嗜睡、食欲不振等;晚期肿块可横贯下腹部,并可伴有高烧脱水,腹胀发硬,腹膜刺激征和休克等严重征象。

(5)X线检查显示:诊断性空气灌肠示结肠内可见气柱前端呈杯口状、螺旋状阴影。

【辨证分型】

腹中寒凝 腹痛阵阵发作,得温则舒,肢体发冷,伴呕吐,腹泻,大便溏薄,小便清长,面色苍白,甚则唇色紫暗。舌质暗,苔白滑,脉沉弦紧,指纹

下篇 图说小儿常见病按摩治疗

97

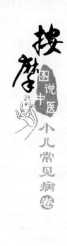

紫黯。

脏腑虚冷 脘腹冷痛,痛势绵绵,时作时止,痛处喜按,得温稍舒,食后痛减,四肢清冷,饮食较少,食后腹胀,大便稀溏,小便清长,面色㿠白,精神倦怠。舌淡,苔白,脉沉缓,指纹淡黯。

气滞血瘀 脘腹胀满疼痛,痛有定处,按之痛剧,或推之有包块,推之不移,疼痛拒按,面色黯而无光泽或起斑点,口唇晦暗。舌紫黯或有瘀点、瘀斑,脉涩,指纹沉而紫黯。

【治疗常用手法】

运内八卦 患儿仰卧位,术者站于其侧方,一手扶住患儿的四指,使其掌心向上,另一手以示中二指夹住患儿拇指,并以拇指端自其掌根处做顺时针方向环形推动,称为"运内八卦",反复操作 100 次。操作时宜轻不宜重,宜缓不宜急,在体表旋绕摩擦推动(图 248)。

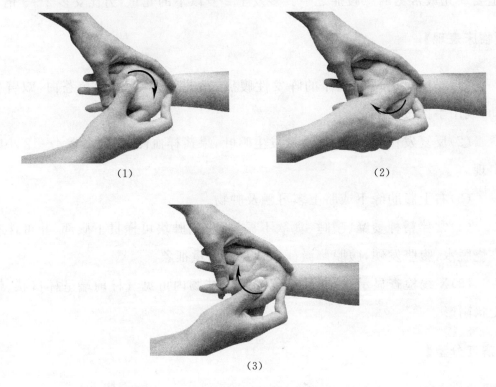

(1)   (2)

(3)

图 248 运内八卦

揉板门　患儿仰卧位,术者站于其侧方,一手扶住患儿的前臂,另一手以拇指罗纹面按揉其手掌大鱼际为"揉板门",反复操作约 300 次(图 249)。

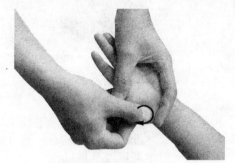

图 249　揉板门

分推腹阴阳　患儿仰卧位,术者站于其侧,行分推腹阴阳 5 分钟。施术时双手拇指桡侧缘沿肋弓角边缘或自中脘至脐,向两旁分推至两侧的腋中线,称"分推胸腹阴阳"。注意着力部位应紧贴皮肤,压力适中,做到轻而不浮,重而不滞;还可以用适量滑石粉以减少操作中对皮肤的摩擦(图 250)。

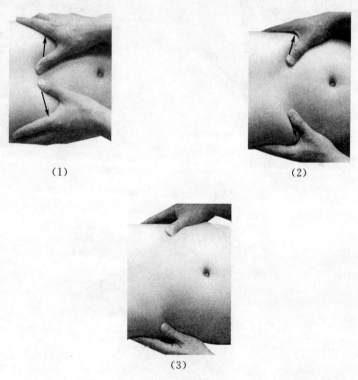

(1)

(2)

(3)

图 250　分推腹阴阳

拿肚角　患儿仰卧位,术者站在患儿的侧方,以拇指、示指、中指三指在

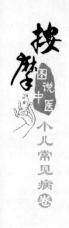

肚角穴（脐下 2 寸,旁开 2 寸）处拿 5～8 次（图 251）。

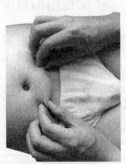

图 251 拿肚角

摩腹 患儿仰卧位,术者站于其的侧方,将手掌轻放于患儿腹部,沉肩垂肘,以前臂带动腕,按照左上腹、右上腹、右下腹、左下腹的顺序做环形而有节律的抚摩约 5 分钟。用力宜轻不宜重,速度宜缓不宜急。在摩腹之前可以在患儿腹部涂上适量滑石粉,以免摩腹过程中损伤患儿皮肤（图 252）。

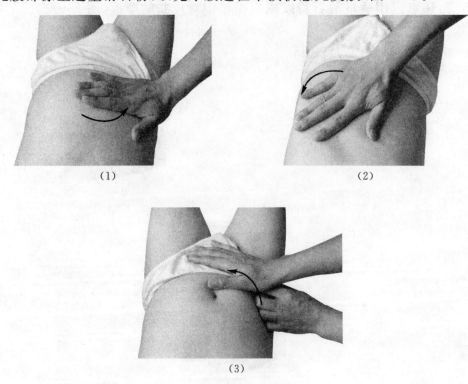

（1）

（2）

（3）

图 252 摩腹

揉足三里 患儿仰卧位,术者站在患儿的侧方,以一手拇指于患儿足三里穴(小腿前外侧,髌骨与髌韧带外侧凹陷下三寸,距胫骨前缘一横指)穴上,施以点揉法3分钟。施术时以拇指指端吸定于足三里穴上,以肢体的近端带动远端作深层组织的小幅度环旋揉动,压力要均匀,动作要协调有节律(图253)。

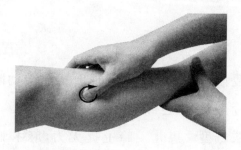

图253　揉足三里

小　贴　示

①本病是小儿常见急症,可配合灌肠疗法。

②经手法治疗无效者,即考虑手术治疗。

小儿斜视

斜视是指双眼在注视目标时,一眼的视线偏离目标,俗称"对眼"、"斗鸡眼"、"斜白眼"。斜视常见的有共转性斜视和麻痹性斜视。

【临床表现】

(一)共转性斜视

(1)逐渐发生。

(2)眼球运动无影响,无复视、头昏及代偿性头位。

(3)两眼视力往往差别较大,经常斜视的一眼视力常逐渐减退,时间长久以致功能减退而出现废用性弱视。

（二）麻痹性斜视

（1）骤然发生。

（2）复视和高度头昏是主要自觉症状，眼球运动障碍，有代偿性倾斜侧头位，斜眼较健眼的斜视角大。

【辨证分型】

风邪较重，脉络受阻型　患儿仅能直视而不能转动眼球，伴有头痛，颈项拘紧。舌苔薄白，脉浮数，指纹色红。

脾胃虚弱，脉络失畅型　患儿上睑上提无力，麻木驰缓，开张失去自主，遮于整个角膜，为了克服视物障碍，患儿常仰头视物；精神疲乏，食欲不振，大便溏薄。舌质淡，苔薄白，脉缓细或弦细，指纹淡红。

肾阴不足，津血亏损型　视物成双，手足心热，盗汗，头晕目眩，口燥咽干，大便干结，尿短赤。舌质红，少苔或无苔，脉细数或弦数有力，指纹紫红。

肾阳不足，脉络失畅型　视物成双，四肢畏寒怕冷，面色㿠白无华，体乏无力，少气懒言，自汗，大便溏薄，小便清长，口不渴。舌质暗淡，苔白，脉沉细，指纹沉滞。

【治疗常用手法】

揉抹眼眶　患儿仰卧位，术者坐在患儿的头侧，一手扶住患儿的头部，另一手以拇指或中指指腹环绕患儿眼眶反复揉抹1分钟至微微发热为度，用力宜轻不宜重，宜缓不宜急（图254）。

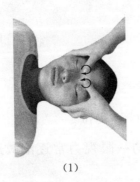
（1）

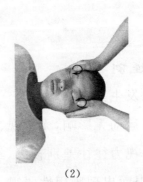
（2）

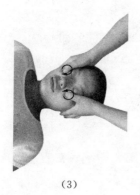
（3）

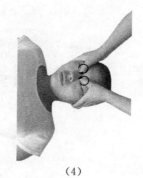
（4）

图 254　揉抹眼眶

点揉眼周穴位　患儿仰卧位,术者坐于其头侧,一手扶住患儿的头部,另一手以拇指或中指指腹点揉睛明、鱼腰、瞳子髎、球后穴,各穴点揉 2 分钟。施术时动作要和缓,用力宜轻不宜重,指力要吸定于患儿皮肤,压力均匀,动作要协调有节律(图 255～图 258)。

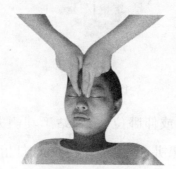
图 255　点揉睛明

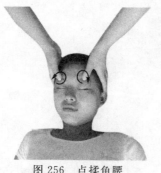
图 256　点揉鱼腰

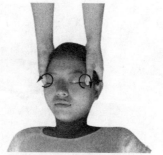
图 257　点揉瞳子髎

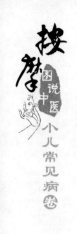

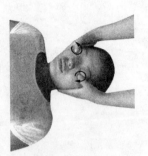

图 258　点揉球后

掐合谷　患儿抱坐位或仰卧位,术者站于其侧方,一手扶住患儿的前臂,另一手以拇指指甲掐揉患儿合谷穴(在手背第 1、2 掌骨间,第 2 掌骨桡侧中点处)2～3 分钟(图 259)。

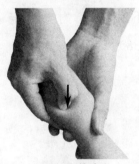

图 259　掐合谷

清肝经　患儿抱坐位或仰卧位,术者站于其侧方,一手扶住患儿的前臂,另一手以拇指罗纹面从患儿示指末节罗纹面向指根方向直推,称为"清肝经",反复操作 100 次(图 260)。

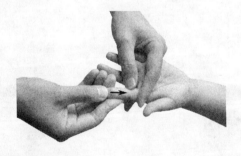

图 260　清肝经

推肾经　患儿仰卧位,术者站其侧方,一手扶住患儿的前臂,另一手以拇指罗纹面从患儿小指指尖向其指根方向直推,称为"推肾经",反复操作 200 次

（图 261）。

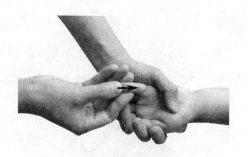

图 261　推肾经

揉小天心　患儿仰卧位，术者站于其侧方，一手托住患儿的前臂，使其掌心向上，另一手以拇指罗纹面在其手掌大小鱼际交界的凹陷处按揉为"揉小天心"，操作 300 次。注意用力均匀，力度适中，以患儿可以忍受为度（图262）。

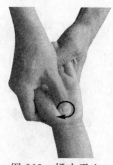

图 262　揉小天心

推坎宫　患儿仰卧位，术者坐于其头前，用两手拇指的桡侧面着力于前额，自眉心向眉梢做分推，称为"推坎宫"，连续做 30～50 次。施用此法的时候要注意压力始终，做到轻而不浮，重而不滞，方向要正确（图 263）。

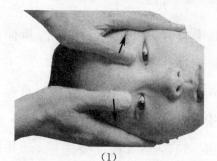

（1）

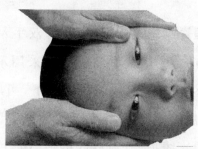

（2）

图 263　推坎宫

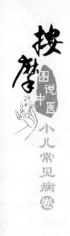
揉太阳 患儿仰卧位,术者坐于于其头前,将两拇指罗纹面紧贴于患儿头部两侧太阳穴(在眉眼后凹陷中)处做环旋揉动,其余四指轻扶于患儿脑后,称为"揉太阳",反复揉2分钟。揉动时压力要均匀,动作要协调有节律。此法也可以用于减轻感冒头痛(图264)。

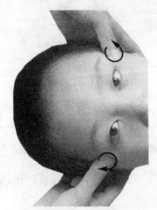

图 264　揉太阳

按揉大椎 患儿正坐位或俯卧位,术者站于其侧方,以一手拇指置于患儿大椎(第7颈椎棘突下缘)穴上,向下按压同时环旋揉动穴位2分钟。注意拇指需吸定于穴位,力度以患儿能耐受为宜(图265)。

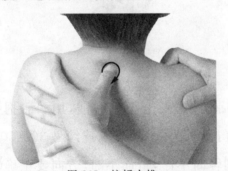

图 265　按揉大椎

捏脊 患儿俯卧位,术者双手示指抵于背脊之上,再以两手拇指伸向示指前方,合力挟住肌肉,捏起,采用示指向前拇指后退之翻卷动作,二手交替向前移动。自长强穴(尾骨端下,当尾骨端与肛门连线中点处)起一直捏到大椎穴(后正中线上,第7颈椎棘突下凹陷中)为1次。如此反复操作5~6次。注意要直线捏,所捏皮肤的厚、薄、松、紧应适宜,捏拿速度要适中,动作轻快柔和,避免肌肤从手指尖滑脱(图266)。

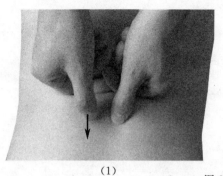

(1)

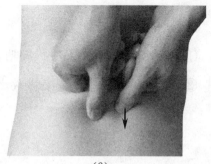
(2)

图 266　捏脊

揉足三里　患儿仰卧位,术者站在患儿的侧方,以一手拇指置于患儿足三里穴(小腿前外侧,髌骨与髌韧带外侧凹陷下三寸,距胫骨前缘一横指)穴上,施以点揉法 3 分钟。施术时以拇指指端吸定于足三里穴上,以肢体的近端带动远端作带动深层组织的小幅度环旋揉动,压力要均匀,动作要协调有节律(图 267)。

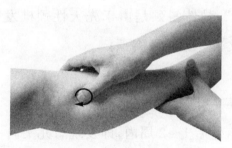

图 267　揉足三里

揉涌泉　患儿仰卧位,术者站在患儿的侧方,一手托住患儿足跟,另一手以拇指罗纹面揉患儿涌泉穴(足底部,卷足时足前部凹陷处,约当足底 2、3 趾趾缝纹头与足跟连线的前 1/3 与后 1/3 交点处)50~100 次(图 268)。

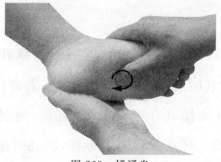

图 268　揉涌泉

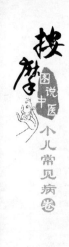

 小 贴 示

①合理膳食,注意摄入护肝明目的食品,如枸杞、胡萝卜、羊肝等。

②忌食生冷、粘腻、辛辣刺激之品。

小儿先天性斜颈

小儿先天性斜颈是指小儿先天性的颈部歪斜,表现为出生后头转向一侧,下颌转向对侧。

小儿先天性斜颈分为肌性斜颈和骨性斜颈。肌性斜颈是指由出生后一侧的胸锁乳突肌挛缩和纤维变性所致的一种畸形,又名先天性胸锁乳突肌挛缩性斜颈,俗称"歪头";骨性斜颈是由于先天性颈椎发育异常所致。骨性斜颈应去骨科就诊,本文仅介绍肌性斜颈。

【临床表现】

(1)在出生时或出生后1~2周内,即发现患儿头向一侧偏斜,一侧颈部有梭状肿块(部分患儿数日后可自行吸收)。

(2)继续发展可有胸锁乳突肌僵硬挛缩,突出物为条索状或卵圆状肿块,硬度大小不一。

(3)严重者可发生脸面、五官甚至肩背的不对称畸形。

【辨证分型】

外伤瘀阻 主要是产伤引起。分娩时一侧胸锁乳突肌受产道或产钳挤压受伤出血,疼痛突发且剧烈,患儿哭闹,舌淡红,苔薄白,指纹色淡红。

痰瘀阻滞 主要是由胎儿在子宫内头部向一侧偏斜,或脐带绕颈,或分娩时胎儿头位不正所致。疼痛位置固定不移,时轻时重,颈部僵直畸形,屈伸不利,舌质紫暗或有瘀点瘀斑,苔白腻,指纹沉滞紫黯。

点揉风池　患儿坐位,术者站于其侧方,一手扶住患儿前额部,另一手拇指和示指同时点揉两侧的风池穴(颈后枕骨下,胸锁乳突肌与斜方肌三角凹陷中),反复操作 2 分钟。施术时动作要和缓,指力要吸定于患儿皮肤,力量要深透达穴位的深层组织,压力均匀,动作要协调有节律(图 269)。

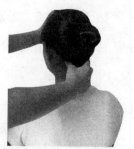

图 269　点揉风池

拿揉桥弓　患儿坐位,术者站于其侧方,一手扶住患儿头部,另一手拇指和其余四指相对用力,拿揉患侧桥弓,反复操作 2 分钟。施术时动作要和缓,施术面积不可过大,以免影响患儿呼吸和头部血供而引起头晕(桥弓紧挨着颈部动静脉和气管等组织),力量要深透,压力均匀,动作要协调有节律(图270)。

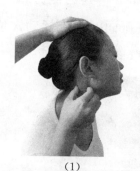 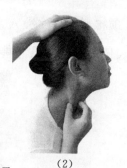

(1)　　　　　　　图 270　拿揉桥弓　　　　　　　(2)

揉外劳宫　患儿仰卧位,术者站于其侧方,一手扶住患儿的前臂,另一手以拇指指端在患儿外劳宫(在手背侧,第1、2掌骨之间,掌指关节后 0.5 寸处)穴上环旋揉动 300 次(图 271)。

下篇　图说小儿常见病按摩治疗

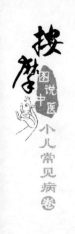

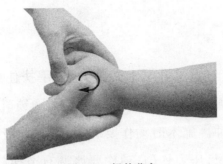

图 271　揉外劳宫

拿肩井　患儿正坐位,术者站于其后方,将双手分别置于双侧肩井(在肩上,当大椎穴与肩峰的连线的中点),以拇指与余四指指腹的对合夹力施用提拿法,以患儿能耐受为度,反复 10～20 遍。拿时注意前臂放松,手掌空虚,提拿的方向要与肌腹垂直(图 272)。

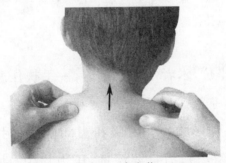

图 272　拿肩井

按揉大椎　患儿正坐位或俯卧位,术者站于其的侧方,以一手拇指置于患儿大椎(第 7 颈椎棘突下缘)穴上,向下按压同时环旋揉动穴位 2 分钟,注意拇指需吸定于穴位,力度以患儿能耐受为宜(图 273)。

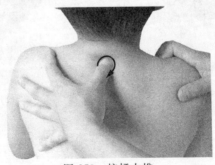

图 273　按揉大椎

①本疗法适用于1岁以内的婴儿(尤其是6个月以内),1岁以上或者较严重患儿应选择手术治疗。

②有些小儿未作治疗,肿块亦能在数月内自行消失,但并不表示已经痊愈,其仍有可能发展成为斜颈。因此,要早期进行推拿治疗。

③平日在喂奶的时候,让小儿侧卧于健侧,以牵拉患侧。

小儿桡骨小头半脱位

小儿桡骨小头半脱位是指桡骨头从桡骨环状韧带中滑出,病理上只是关节囊或韧带被嵌顿,而并无关节囊破裂,所以也称"桡骨头假性脱位",又称为"牵拉肘",俗称肘错环、肘脱环。

【临床表现】

(1)大多发生在1～4岁,有牵拉前臂史。

(2)半脱位后,小儿哭闹,患肢不敢活动而垂于身体一侧。前臂呈旋前位(前夹型)或旋后位(后夹型),被动旋转时疼痛,患手拿物品坠落,因疼痛害怕任何形式的患肢触动。

(3)桡骨头部有压痛,但无明显肿胀。

(4)X线片上不能显示半脱位的改变。

【辨证分型】

外伤瘀阻(发病期) 突然受到外力牵拉,疼痛剧烈,突发性剧痛,舌淡红苔薄白,指纹色淡红。

气滞血瘀(迁延期) 疼痛逐渐加重,痛处固定不移,疼痛拒按,舌紫暗甚至有瘀斑,指纹紫滞。

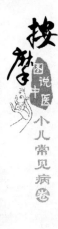

拿揉肘关节 患儿坐位或仰卧位,术者站于其侧方,一手扶住患肢,另一手拿揉该患肢肘关节,内外侧反复操作1分钟。施术时动作要和缓,指力要吸定于患儿皮肤,力量要深透,紧推慢移,切不可摩擦皮肤,压力均匀,动作协调有节律(图274)。

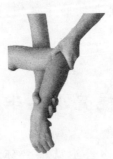

图 274 拿揉肘关节

点揉曲池 患儿坐位或仰卧位,术者站于其侧方,一手扶住患肢,另一手点揉该患肢曲池、尺泽、少海、小海穴,各穴施术约2分钟。施术时动作要和缓,指力要吸定于患儿皮肤,力量要深透达穴位的深层组织,压力均匀,动作要协调有节律(图275~图278)。

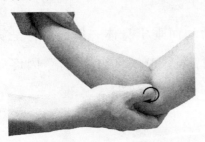

图 275 点揉曲池

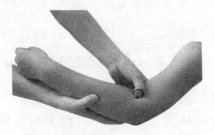

图 276 点揉尺泽

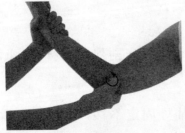

图 277 点揉少海

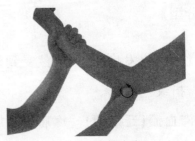

图 278 点揉小海

小 贴 示

①该病复位手法比较复杂，为避免不必要的伤害，可去医院就诊，一般复位手法如下：

前夹型：旋后复位法。

操作：家长抱住患儿坐定，术者与其面对，一手掌心托住患肘鹰嘴，拇指轻压桡骨小头处，其余四指从患肘内侧握过，另一只手握持患腕；将旋前位的患肘按内收屈曲、外展旋后、伸直、屈曲、伸直的顺序做连续动作；与此同时，拇指顺势沿着桡骨小头环状关节面，突然发力，由前向后推动，可于旋后时感到解脱嵌夹的移动或听到咯吱声响。

后夹型：旋前复位法。

操作：家长抱住患儿坐定，术者与其面对，一手掌心托住患肘鹰嘴，拇指轻压桡骨小头处，其余四指从患肘内侧握过，另一只手握持患腕；与旋后复位法相反，该法将旋后位的患肘按外展屈曲、内收旋前、伸直、屈曲、伸直的次序做连续动作；与此同时，拇指顺势沿着桡骨小头环状关节面，突然发力，由后向前推动，可于旋前时感到解脱嵌夹的移动或听到咯吱声响。

应用复位手法时应注意：用力要柔和，不可过猛，以免造成其他损伤。

②平素注意不可过于用力牵拉小儿上肢。

③复位后，三角巾悬吊，以利恢复，防止再脱位。

臀肌痉挛症（注射性臀大肌挛缩症）

臀肌痉挛症又称髂胫束挛缩、弹响髋。临床上除见于幼儿外，还可见于青壮年。

【临床表现】

(1)有臀部肌肉注射史。

(2)行走时，两膝外翻，呈外八字步态；下肢并拢时十分困难，不能将下肢屈曲内收抬高。

（3）患侧臀肌萎缩，严重者臀部大转子处出现陷窝。

（4）髋关节屈曲或伸展时，在股骨大粗隆外侧可摸到粗而紧的纤维带滑动；髋关节屈曲并内收被动活动时，可听到弹响声。

【辨证分型】◆

气滞血瘀　患处疼痛固定，痛有定处，痛处拒按，或触之有包块，推之不移，按之痛剧；舌紫暗或有瘀点，指纹紫滞。

痰瘀互结　患处肿大疼痛，患肢屈伸不利，沉重难移；舌质紫暗，苔白腻，指纹沉滞紫黯。

阴寒凝滞　患处寒痛，喜温喜按，得温痛减，患处皮色不变；舌质暗，苔白，指纹青紫。

【治疗常用手法】◆

按揉患臀　患儿俯卧位，术者站在患儿的侧方，一手按住患儿骶部，另一手拿揉该患臀，反复操作1分钟。施术时动作要和缓，指力要吸定于患儿皮肤，力量要深透，紧推慢移，切不可摩擦皮肤，压力均匀，动作协调有节律（图279）。

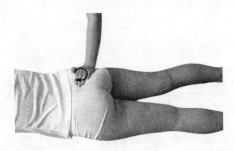

图279　按揉患臀

点揉环跳　患儿俯卧位，术者站于其侧方，一手按住患儿骶部，另一手用拇指指腹点揉该患肢环跳穴，反复操作2分钟。施术时动作要和缓，指力要吸定于患儿皮肤，力量要深透达穴位的深层组织，压力均匀，动作协调有节律（图280）。

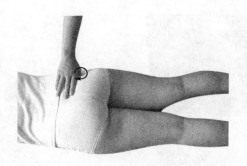

图 280　点揉环跳

按揉股外　患儿侧卧位,患侧在上,健侧在下。术者站于其侧方,用掌根着力,按揉患儿大腿外侧,上下往复,反复操作 2 分钟。施术时掌根要吸定于患儿皮肤,力量要深透至深部组织,紧推慢移,切不可摩擦皮肤,压力均匀持久,动作协调有节律(图 281)。

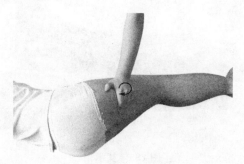

图 281　按揉股外

捏脊　患儿俯卧位,术者双手示指抵于背脊之上,再以两手拇指伸向示指前方,合力挟住肌肉,捏起,采用示指向前拇指后退之翻卷动作,二手交替向前移动。自长强穴(尾骨端下,当尾骨端与肛门连线中点处)起一直捏到大椎穴(后正中线上,第 7 颈椎棘突下凹陷中)为 1 次,如此反复操作 5～6 次。注意要直线捏,所捏皮肤的厚、薄、松、紧应适宜,捏拿速度要适中,动作轻快柔和,避免肌肤从手指尖滑脱(图 282)。

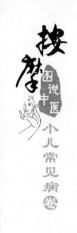

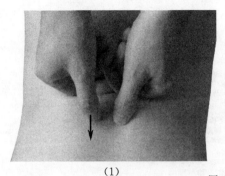

(1)

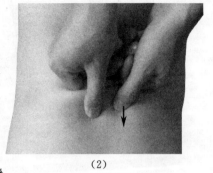

(2)

图 282　捏脊

揉承山　患儿俯卧位,术者站于其侧方,一手扶住患儿的小腿,另一手拇指按压住承山穴(在小腿后面正中,足跟上提时腓肠肌肌腹下尖角凹陷处)后点揉 2 分钟(图 283)。

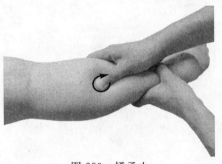

图 283　揉承山

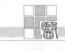　**小　贴　示**

①患侧臀部注意保暖,避免急慢性损伤。

②患侧臀部配合热敷。

小儿髋关节滑囊炎

　　髋关节滑囊炎,是指臀大肌腱膜与大转子外侧之间的臀大肌转子囊,和髂腰肌与髂耻隆起及髋关节囊之间的髂耻囊的无菌性炎症。本病常见于 10 岁以内的儿童,且以急性髋关节滑囊炎为多。

【临床表现】

（1）有外伤史，或坐卧湿地，或感受风寒史。

（2）患处肿胀疼痛，压之痛甚，不愿伸直大腿以松弛臀大肌的张力。

（3）髋关节疼痛常伴有膝痛，行走不便或缓慢，甚至跛行、不能直立，动则疼痛加剧。若内侧扭伤，压痛点多在腹股沟部；外侧扭伤，压痛点多在大转子后侧。髂耻滑囊炎时，大腿外展或内旋时疼痛加剧。

（4）早期 X 摄片看不出髋关节有任何异常，但 CT 或 MRI 成像可见滑液囊有积液；晚期 X 摄片可见股骨头表面粗糙甚则塌陷，与臼之间的间隙缩窄，CT 或 MRI 成像就均可见到股骨头坏死的早期变性坏死征象。

【辨证分型】

外伤瘀阻　突发性剧痛导致的髋关节滑囊的无菌性炎症，突然收到外力撞击，疼痛剧烈，甚则局部肿胀。

气滞血瘀（久坐）　发生于长久采用坐位的患儿，疼痛逐渐加重，痛处固定不移，甚至局部皮色变深，舌暗或有瘀斑、瘀点，指纹紫滞。

风寒湿阻络（外感）　有感受风寒或坐卧湿地史，感受风寒者发病突然，伴有恶寒无汗，头痛，项背僵痛，舌淡红，苔薄白，指纹浮紫。久居湿地者病情逐渐加重，伴有患处重浊感，患处皮色不变，苔腻。

【治疗常用手法】

按揉髋关节　患儿侧卧位，患侧在上，健侧在下。术者站于其侧方，用掌根着力，按揉患儿髋关节，反复操作 1 分钟。施术时掌根要吸定于患儿皮肤，力量要深透至深部组织，紧推慢移，切不可摩擦皮肤，压力均匀持久，动作协调有节律。注意用力不易过大，以免造成髋关节脱位（图284）。

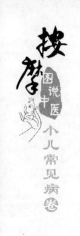

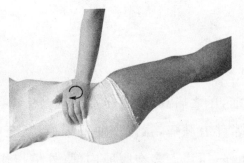

图 284　按揉髋关节

点揉痛点　患儿侧卧位,患侧在上,健侧在下。术者站于其侧方,用拇指指腹着力,点揉患儿髋关节的疼痛点,反复操作 2 分钟。施术时动作要和缓,指力要吸定于患儿皮肤,力量要深透达穴位的深层组织,压力均匀,动作要协调有节律(图 285)。

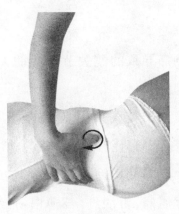

图 285　点揉痛点

推下七节骨　患儿俯卧位,术者站在患儿的侧方,以双手拇指桡侧缘从患儿第 4 腰椎自上而下直推到尾椎处为"推下七节骨",操作 100 次。注意要紧贴患儿腰部皮肤,压力适中,动作要连续;速度要均匀且要沿直线往返操作,不可歪斜(图 286)。

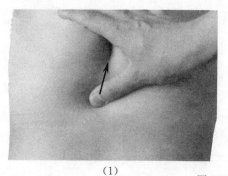
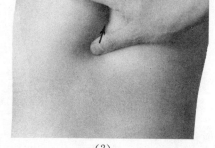

(1)   (2)

图 286   推下七节骨

揉承山   患儿俯卧位,术者站于其侧方,一手扶住患儿的小腿,另一手拇指按压住承山穴(在小腿后面正中,足跟上提时腓肠肌肌腹下尖角凹陷处)后点揉 2 分钟(图 287)。

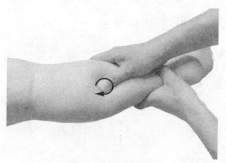

图 287   揉承山

擦八髎   患儿俯卧位,术者站在患儿的侧方,将一手手掌放于患儿骶部八髎穴(正对八个骶后孔处,左右各四)处,沿着八髎穴走向作直线往返快速擦动 3 分钟。注意手掌要紧贴患儿腰部皮肤,压力适中,使产生的热量透达深层组织,即"透热";速度要均匀且快,要沿直线往返操作,不可歪斜(图 288)。

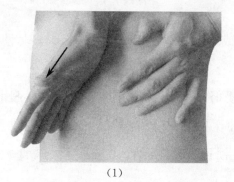
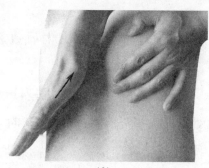

(1)   (2)

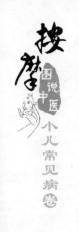

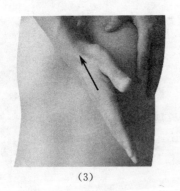

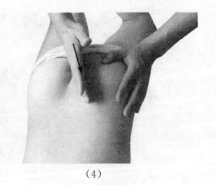

| (3) | 图 288 擦八髎 | (4) |

 小 贴 示

①休息最重要。尽量避免使疾病加重的活动,如上下楼、跑步等。

②座椅应选择较软的,或带有充气气垫的。

③当疼痛减轻后,再逐渐开始恢复运动。

④睡觉时避免患侧卧位,侧睡时可在双膝间垫一枕头。

⑤病程时间较长者应考虑手术治疗。

小儿疝气

疝气是以腹痛、卵丸肿大为特征的小儿常见病症,又名"气疝"或"小肠气"。

【临床表现】

(1)小儿疝气可在出生后数天、数月或数年后发生,男性患儿多于女性,早产儿尤为多见。

(2)轻者在小孩哭闹、剧烈运动或大便努争等使腹压增大的行为时,腹股沟处出现一突起块状肿物,有时可以延伸至阴囊或阴唇部位,每当平躺或用手按压时可自行消失。重者疝块发生嵌顿而无法回纳,出现腹痛、厌食、恶心、呕吐、发烧、哭闹、烦躁不安。

(3)长时间肠管不能回纳则有可能发生肠管缺血坏死等严重并发症,出现发热等全身中毒症状。

【辨证分型】

脾肾亏虚 丸卵肿大、散坠、欠温,面色㿠白,或萎黄,气短懒言,动则喘而汗出,纳差,大便稀溏,舌淡苔白,指纹沉而色淡。

肝郁气滞 丸卵胀大,疼痛拒按,按则痛甚,手足躁动,不得安卧,易怒善哭,舌质偏红或暗,指纹色红或紫。

寒湿凝滞 丸卵肿硬,局部不温,疼痛拒按,喜暖恶寒,得温则舒,小便清长,大便稀溏,指纹沉滞色青紫。

湿热蕴结 丸卵红肿坠胀,局部湿热,少腹胀满坠痛,口中粘腻不渴,小便短赤,大便臭秽,舌红苔厚腻,指纹色红。

【治疗常用手法】

补脾经 患儿仰卧位,术者站于其侧方,一手扶住患儿的前臂,另一手以拇指罗纹面在患儿拇指末节罗纹面上做顺时针方向的旋转推动;也可以将患儿拇指屈曲,术者以拇指罗纹面循患儿拇指桡侧边缘向掌根方向直推,统称"补脾经",反复操作100次(图289)。

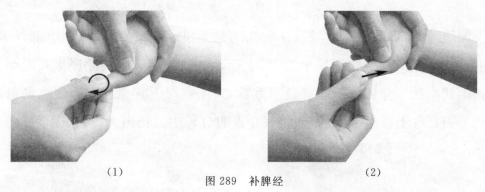

(1)　　　　　　　　(2)

图289　补脾经

清肝经 患儿抱坐位或仰卧位,术者站于其侧方,一手扶住患儿的前臂,另一手以拇指罗纹面从患儿示指末节罗纹面向指根方向直推,称为"清肝经",反复操作100次(图290)。

下篇　图说小儿常见病按摩治疗

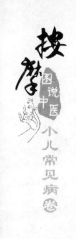

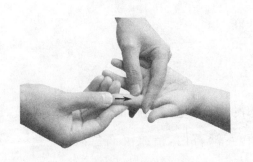

图 290　清肝经

拿肩井　患儿正坐位,术者站于其后方,将双手分别置于双侧肩井部(在肩上,当大椎穴与肩峰的连线的中点),以拇指与其余四指指腹的对合夹力施用提拿法,以患儿能耐受为度,反复 10～20 遍。拿时注意前臂放松,手掌空虚,提拿的方向要与肌腹垂直(图 291)。

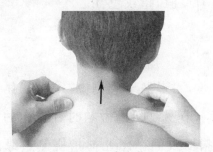

图 291　拿肩井

摩腹　患儿仰卧位,术者站在患儿的侧方,将手掌轻放于患儿腹部,沉肩垂肘,以前臂带动腕,按照左上腹、右上腹、右下腹、左下腹的顺序做环形而有节律的抚摩约 5 分钟。用力宜轻不宜重,速度宜缓不宜急。在摩腹之前可以在患儿腹部涂上适量滑石粉,还可以免摩腹过程中损伤患儿皮肤(图 292)。

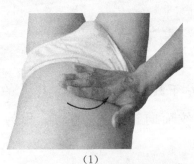

(1)

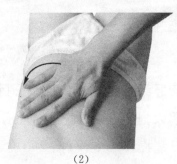

(2)

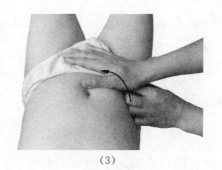

（3）

图 292　摩腹

揉足三里　患儿仰卧位,术者站在患儿的侧方,以一手拇指置于患儿足三里穴(小腿前外侧,髌骨与髌韧带外侧凹陷下三寸,距胫骨前缘一横指)穴上,施以点揉法 5 分钟。施术时以拇指指端吸定于足三里穴上,以肢体的近端带动远端作带动深层组织的小幅度环旋揉动,压力要均匀,动作要协调有节律(图 293)。

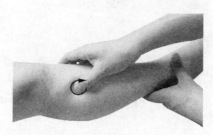

图 293　揉足三里

揉三阴交　患儿正坐位,术者站于其前方,一手托住患儿小腿,另一手拇指点按于患儿内踝上三寸处,即三阴交穴,施以点揉法 3 分钟。术者以拇指指端吸定于三阴交穴上,以肢体的近端带动远端作带动深层组织的小幅度的环旋揉动,压力要均匀,动作要协调有节律(图 294)。

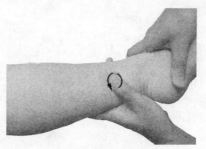

图 294　揉三阴交

123

捏脊 患儿俯卧位,术者双手示指抵于背脊之上,再以两手拇指伸向示指前方,合力挟住肌肉,捏起,采用示指向前拇指后退之翻卷动作,二手交替向前移动。自长强穴(尾骨端下,当尾骨端与肛门连线中点处)起一直捏到大椎穴(后正中线上,第 7 颈椎棘突下凹陷中)为 1 次,如此反复操作 5~6 次。注意要直线捏,所捏皮肤的厚、薄、松、紧应适宜,捏拿速度要适中,动作轻快柔和,避免肌肤从手指尖滑脱(图 295)。

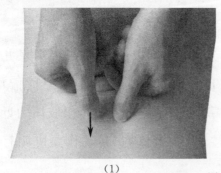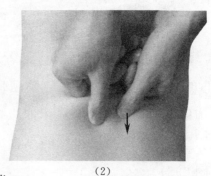

(1)　　　　　　　图 295　捏脊　　　　　　　(2)

脾肾亏虚配伍手法

推肾经 患儿仰卧位,术者站于其侧方,一手扶住患儿的前臂,另一手以拇指罗纹面从患儿小指指尖向其指根方向直推,称为"推肾经",反复操作 200次(图 296)。

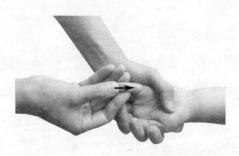

图 296　推肾经

补大肠 患儿仰卧位,术者站于其侧方,一手扶住患儿的前臂,另一手以拇指罗纹面在患儿示指桡侧缘,自指尖到虎口成一直线进行直推,称"补大肠",操作 200 次(图 297)。

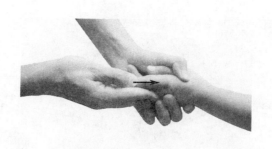

图 297　补大肠

揉涌泉　患儿仰卧位,术者站在患儿的侧方,一手托住患儿足跟,另一手以拇指罗纹面揉患儿涌泉穴(足底部,卷足时足前部凹陷处,约当足底 2、3 趾趾缝纹头与足跟连线的前 1/3 与后 1/3 交点处)50～100 次(图 298)。

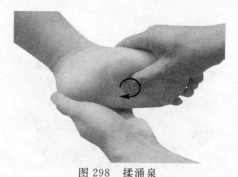

图 298　揉涌泉

●肝郁气滞配伍手法

推四横纹　儿童示指、中指、无名指、小指掌侧第一指间关节横纹处称为四横纹。操作此法时患儿仰卧位,术者站于其侧方,一手握住患儿的手掌,使其四指伸直并拢,掌心向上,另一手四指并拢从患儿示指横纹处推向小指横纹处为"推四横纹",操作 100 次(图 299)。

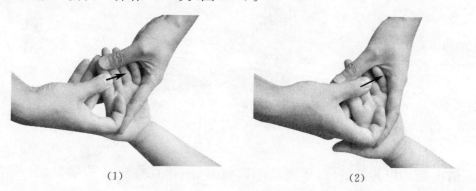

(1)　　　　　　　　　　　(2)

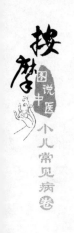

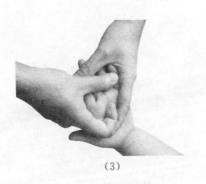

（3）

图 299　推四横纹

揉膻中　患儿仰卧位,术者站在患儿的侧方,以一手示指、中指指端按于患儿两乳头连线中点处,即膻中穴,以指端为着力点作环旋揉动,反复操作30～50 次(图 300)。

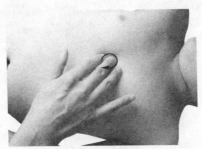

图 300　揉膻中

◎寒湿凝滞配伍手法

揉外劳宫　患儿仰卧位,术者站在患儿的侧方,一手扶住患儿的前臂,另一手以拇指端在患儿外劳宫(在手背侧,第 1、2 掌骨之间,掌指关节后 0.5 寸处)穴上环旋揉动 300 次。此法对于风寒感冒效果较好(图 301)。

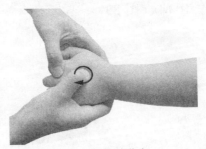

图 301　揉外劳宫

清小肠　患儿仰卧位,术者站于其侧方,一手扶住患儿的前臂,另一手以拇指罗纹面沿着患儿小指尺侧缘自指根向指尖直推为"清小肠",操作 300 次

（图302）。

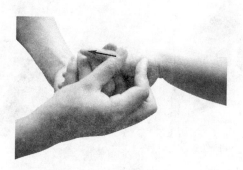

图302　清小肠

◎湿热蕴结配伍手法

清小肠　患儿仰卧位，术者站于其侧方，一手扶住患儿的前臂，另一手以拇指罗纹面沿着患儿小指尺侧缘自指根向指尖直推为"清小肠"，操作300次（图302）。

揉板门　患儿仰卧位，术者站在患儿的侧方，一手扶住患儿的前臂，另一手以拇指罗纹面按揉其手掌大鱼际处为"揉板门"，反复操作约300次（图303）。

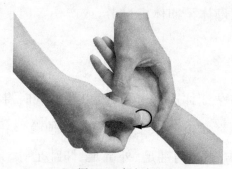

图303　揉板门

退六腑　患儿仰卧位，术者站于其侧方，一手扶住患儿的前臂，另一手以拇指或示中指指面沿着患儿前臂尺侧，从患儿的肘部向腕部直推，称为"退六腑"，反复操作300次。在推动的过程中，注意指面要紧贴患儿的皮肤，压力适中（图304）。

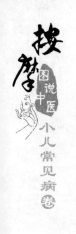

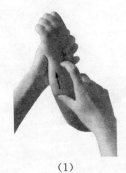
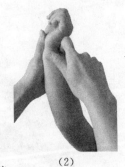

(1)　　　　　　图 304　退六腑　　　　　　(2)

 小　贴　示

对于嵌顿疝,应及时去医院就诊,以防引起肠管缺血坏死等严重并发症。

小儿先天手足畸形

手足畸形是小儿常见病之一,一般是指肢体远端的形状发生改变,大多由于先天禀赋不足,或母体孕期体虚过劳,或产伤等因素而致。

【临床表现】

(1)患儿母亲多有孕期体虚过劳史,或患儿分娩时有产伤史。

(2)患儿肢体远端形状发生改变,常出现各种畸形:手部畸形如内翻旋转手、外翻旋转手;足部畸形如内翻足、外翻足、仰趾足等。

(3)严重时可致肢体功能障碍。

【辨证分型】

外伤瘀阻　主要是分娩时产伤所致。

痰瘀痹阻　患处屈伸不利,有沉滞重浊感,舌质紫暗或胖大有瘀斑,指纹紫滞。

◈足部畸形治疗手法

揉足三里　患儿仰卧位,术者站于其侧方,以一手拇指于患儿足三里穴(小腿前外侧,髌骨与髌韧带外侧凹陷下三寸,距胫骨前缘一横指)穴上,施以点揉法5分钟。施术时以拇指指端吸定于足三里穴上,以肢体的近端带动远端作带动深层组织的小幅度环旋揉动,压力要均匀,动作要协调有节律(图305)。

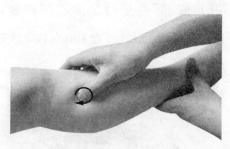

图305　揉足三里

揉三阴交　患儿正坐位,术者站于其前方,一手托住其小腿,另一手拇指点按于患儿内踝上三寸处,即三阴交穴,施以点揉法3分钟。术者以拇指指端吸定于三阴交穴上,以肢体的近端带动远端作带动深层组织小幅度的环旋揉动,压力要均匀,动作要协调有节律(图306)。

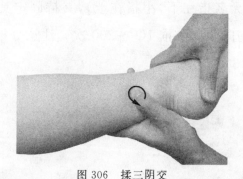

图306　揉三阴交

揉承山　患儿俯卧位,术者站于其侧方,一手扶其小腿,另一手拇指按压住承山穴(在小腿后面正中,足跟上提时腓肠肌肌腹下尖角凹陷处)后点揉2分钟(图307)。

下篇 图说小儿常见病按摩治疗

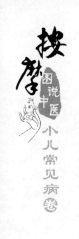

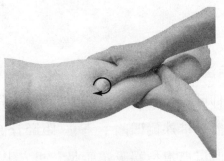

图307 揉承山

揉涌泉 患儿仰卧位,术者站于其侧方,一手托住患儿足跟,另一手以拇指罗纹面揉患儿涌泉穴(足底部,卷足时足前部凹陷处,约当足底 2、3 趾趾缝纹头与足跟连线的前 1/3 与后 1/3 交点处)50~100 次(图308)。

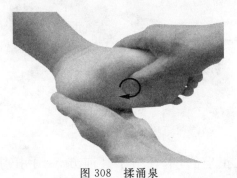

图308 揉涌泉

手部畸形治疗手法:

分阴阳 患儿仰卧位,术者坐于其侧方,以两手示指按于患儿掌根之间,中指托住患儿手背(无名指在下,小指在上),夹持固定其四指,用两手拇指指端由患儿手腕部总筋向两侧分推100~200 次。注意分推时压力不要过大,以患儿能忍受为度(图309)。

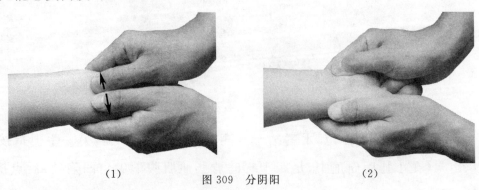

(1)　　　　　　　图309 分阴阳　　　　　　　(2)

掐二扇门　患儿仰卧位,术者坐在患儿身侧,用两手拇指指甲掐患儿掌背中指根两侧凹陷处,称为"掐二扇门",反复掐揉 100~300 次。注意需用力适度,不可掐破患儿皮肤(图 310)。

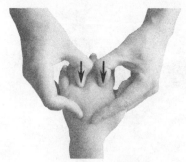

图 310　掐二扇门

揉外劳宫　患儿仰卧位,术者站于其侧方,一手扶住患儿的前臂,另一手以拇指端在患儿外劳宫(在手背侧,第 1、2 掌骨之间,掌指关节后 0.5 寸处)穴上环旋揉动 300 次。此法对于风寒感冒效果较好(图 311)。

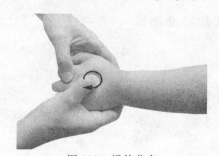

图 311　揉外劳宫

掐合谷　患儿抱坐位或仰卧位,术者站在患儿的侧方,一手扶住患儿的前臂,另一手以拇指指甲掐揉患儿合谷穴(在手背第 1、2 掌骨间,第 2 掌骨桡侧中点处)至苏醒为度(图 312)。

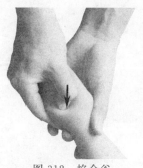

图 312　掐合谷

131

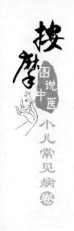

揉二马 二马穴位于小儿掌背无名指与小指掌指关节后凹陷处。患儿仰卧位,术者站在患儿的侧方,一手托住患儿的前臂,另一手以拇指指端揉其二马穴,揉 100～300 次(图 313)。

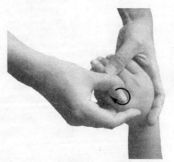

图 313 揉二马

运内八卦 患儿仰卧位,术者站在患儿的侧方,一手扶住患儿的四指,使其掌心向上,另一手以示中二指夹住患儿拇指,并以拇指端自患儿掌根处顺时针方向做环形推动,称为"运内八卦",反复操作 100 次。操作时宜轻不宜重,宜缓不宜急,在体表旋绕摩擦推动(图 314)。

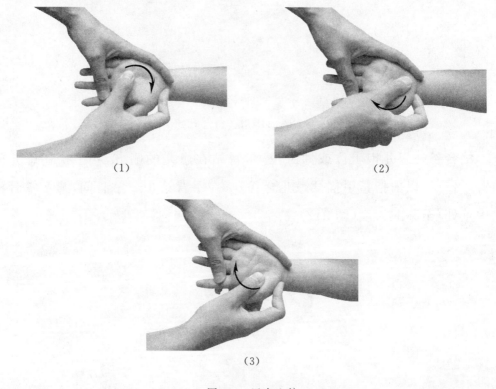

(1)　　　　　　　　　　　　　　(2)

(3)

图 314 运内八卦

揉板门　患儿仰卧位，术者站在患儿的侧方，一手扶住患儿的前臂，另一手以拇指罗纹面按于揉患儿手掌大鱼际处往返按揉为"揉板门"，反复操作300次（图315）。

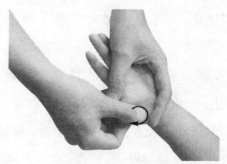

图 315　揉板门

揉小天心　患儿仰卧位，术者站在患儿的侧方，一手托住患儿的前臂，使其掌心向上，另一手以拇指罗纹面在患儿手掌大小鱼际交界的凹陷处按揉为"揉小天心"，反复操作300次。注意用力均匀，力度适中，以患儿可以忍受为度（图316）。

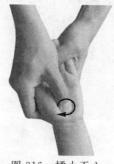

图 316　揉小天心

🖊️ **小 贴 示**

本病若仅用小儿按摩手法治疗效果欠佳，可配合其他一些手法辨证施治，手法如下：

（1）内翻足：患儿仰卧位，在小腿内侧自膝至足施以掌推、多指揉、拇指弹筋法；筋腱挛缩者，重点在挛缩部位反复弹拨数次，至挛缩部位变松软为止；在小腿外侧自足至膝作掌推、揉、多指揉，拇指弹拨法；再在踝关节周围施以拨法；最后运动患儿踝关节，方法是：向内后、向外作旋转摇法，再作足背屈外展摇动，结束手法。

133

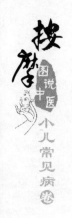

(2)外翻足:患儿仰卧位,在小腿前外侧自膝至足施以掌根推、揉、拇指揉、拇指拨筋法;在足内侧沿小腿内侧面自足至膝作掌推、揉、拇指拨筋法。在踝关节周围作拇指揉拨法;在足掌面从足趾到足跟作拇指揉、拇指拨法;最后运动患儿踝关节,方法是:一手握住患儿踝关节稍上方,另一手握住患儿足部作旋转摇法和足距屈运动法,结束手法。

(3)内翻旋转手:术者立于患肢掌面和前臂内侧面,自肘至手指施以多指揉、拇指揉、多指理筋法;在手背外侧面和前臂外侧面,自手至肘施以掌根推、多指揉、拇指理筋法;然后拇指揉拨腕关节;最后,施以运动手法——术者站在患儿的前面,一手握住患儿腕关节稍上方,另一手握住其四指,经内侧向外侧作旋转摇法,摇动范围在不损伤患儿的情况下,方位尽量大,以矫正畸形。

(4)外翻旋转手:操作方法同内翻旋转手,仅方向相反。

在挛缩侧施以推、揉、弹、理手法,有理顺挛缩肌筋、松解筋骨、调理气血脉络的作用;在挛缩的对侧施以掌根推、多指揉、拨法,则有强筋健骨、增强肌力的作用;在畸形局部——关节处施以摇、收、展、牵拉肌筋法,可使畸形得以矫正。

此外,术后给以胶布固定。粘贴部位根据畸形的具体情况而定,把肢体畸形固定成反畸形样。

小儿咳嗽

咳嗽是因外感六淫或内伤脏腑,影响于肺所致有声有痰之证。是小儿的常见症状。一般将咳嗽分为外感、内伤两种类型。小儿咳嗽以外感咳嗽多见。

当小儿咳嗽时,若小儿精神好,能玩耍并正常吃东西,不哭闹,不发烧,则家长可不必过于担心,可施以推拿法治疗。如小儿除咳嗽外,尚伴精神差,发热,烦躁不安,哭闹不停等,则最好请医生作出诊断,并进行适当处理后再用推拿进行辅助治疗。

【临床表现】

（1）突然发病或逐渐加重,发病时不能控制,伴喉痒,流涕,头痛,食欲变差等症状。

（2）常发生在冬春气候多变之时。

（3）胸部 X 线检查可见肺纹理增粗。

【辨证分型】

外感咳嗽　咳嗽有痰,喉痒,头痛,怕冷,鼻塞流涕。外感风寒者,痰涕清稀色白,舌淡红,苔薄白,指纹浮而淡红;风热者,痰涕黄稠,舌红,苔薄黄,指纹浮红。

内伤咳嗽　久咳,微热,身体消瘦,咳嗽痰多,食少纳呆,精神不振,疲乏无力,舌淡,苔薄或腻,指纹色淡黯。

【治疗常用手法】

◉**基本手法**

清肺经　患儿仰卧位,术者站于其侧方,一手扶住患儿的前臂,另一手以拇指罗纹面从患儿无名指末节罗纹面向其指根方向直推,称为"清肺经",反复操作 100 次。注意做推法时力量要均匀,着力部位要紧贴患儿皮肤沿直线推(图 317)。

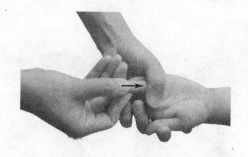

图 317　清肺经

揉天突　患儿仰卧位,术者站在患儿的侧方,以中指指端着力,按揉天突

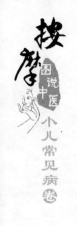

穴（在胸骨切迹上缘凹陷处正中）约 30～50 次，用力以患儿能耐受为度（图318）。

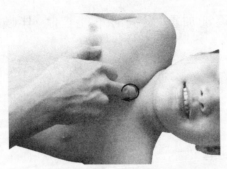

图 318　揉天突

揉膻中　患儿仰卧位，术者站于其侧方，以一手示指、中指指端按于患儿两乳头连线中点处，即膻中穴，以指端为着力点作环旋揉动，揉 300 次（图319）。

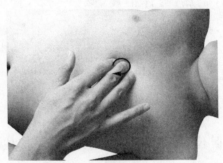

图 319　揉膻中

开胸法　患儿仰卧位，术者站于其侧方，用双手拇指及大鱼际着力，自胸骨下端沿肋间隙向两侧分推，同时由上向下沿胸骨中线移动，反复 5～8 遍（图320）。

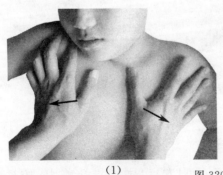
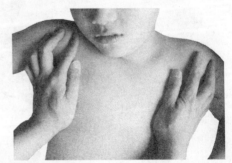

（1）　　　　　　图 320　开胸法　　　　　　（2）

揉肺俞 患儿俯卧位,术者站在患儿的侧方,以一手示中指端分别置于患儿两侧肺俞(在背部第 3 胸椎棘突下,旁开 1.5 寸处)穴上环旋揉动约 2～3 分钟(图 321)。

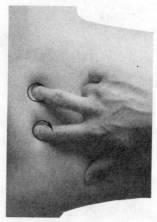

图 321　揉肺俞

运内八卦 患儿仰卧位,术者站于其侧方,一手扶住患儿的四指,使其掌心向上,另一手以示中二指夹住患儿拇指,并以拇指端自患儿掌根处顺时针方向做环形推动,称为"运内八卦",反复操作 100 次。操作时宜轻不宜重,宜缓不宜急,在体表旋绕摩擦推动(图 322)。

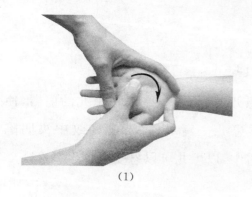

(1)

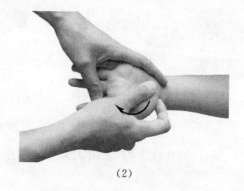

(2)

下篇　图说小儿常见病按摩治疗

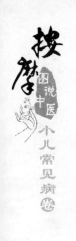

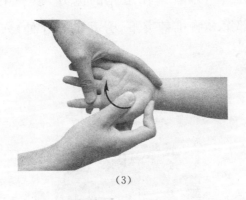

（3）

图 322　运内八卦

外感咳嗽配伍手法

掐合谷　患儿抱坐位或仰卧位,术者站于其侧方,一手扶住患儿的前臂,另一手以拇指指甲掐揉患儿合谷穴,注意指甲不可掐破患儿皮肤(在手背第1、2掌骨间,第2掌骨桡侧中点处)(图323)。

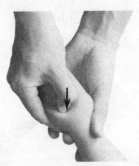

图 323　掐合谷

揉一窝风　患儿仰卧位,术者站在患儿的侧方,一手托住患儿的前臂,使其掌心向上,另一手以拇指罗纹面按揉患儿一窝风(手背腕横纹中央凹陷处),操作300次。注意用力均匀,力度适中,以患儿可以忍受为度(图324)。

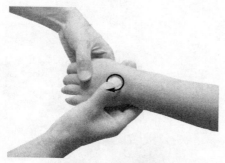

图 324　揉一窝风

开天门　患儿仰卧位,术者坐于患儿头前,用两手拇指指腹着力于前额,自印堂(眉心)至神庭(印堂之上,入前发际 0.5 寸)做抹法,称为"开天门",连续做 30～50 次。施术时以拇指的近端带动远端,做上下或左右的单方向移动,其余四指置于头的两侧相对固定(图 325)。

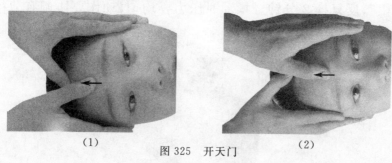

(1)　　　　　图 325　开天门　　　　(2)

推坎宫　患儿仰卧位,术者坐于患儿头前,用两手拇指的桡侧面着力于前额,自眉心向眉梢做分推,称为"推坎宫",连续做 30～50 次。做此法的时候要注意方向正确压力始终,做到轻而不浮,重而不滞(图 326)。

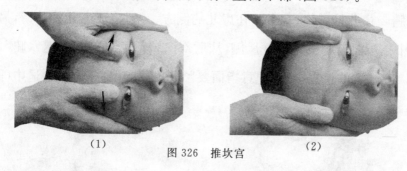

(1)　　　　　图 326　推坎宫　　　　(2)

拿揉风池　患儿作为,术者站在患儿的后方,一手扶住患儿前额,另一手以拇示二指罗纹面相对用力拿揉患儿风池穴(颈后枕骨下,胸锁乳突肌与斜方肌三角凹陷中),反复操作 2 分钟。注意本法操作时不可过度用力,以免引起小儿不适(图327)。

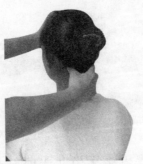

图 327　拿揉风池

揉太阳　患儿仰卧位,术者坐于其头前,将两拇指罗纹面紧贴于患儿头部两侧太阳穴(在眉眼后凹陷中)处做环旋揉动,其余四指轻扶于患儿脑后,称为"揉太阳",反复揉2分钟。揉动时压力要均匀,动作要协调有节律。此法可以减轻感冒头痛(图328)。

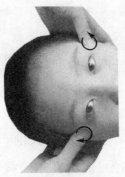

图 328　揉太阳

退六腑　患儿仰卧位,术者站在患儿的侧方,一手扶住患儿的前臂,另一手以拇指或示中指指面沿着患儿前臂尺侧,从肘部向腕部直推,称为"退六腑",反复操作300次。在推动的过程中,要注意指面要紧贴患儿的皮肤,压力要适中(图329)。

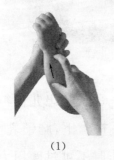

(1)

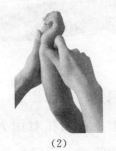

(2)

图 329　退六腑

◎**内伤咳嗽配伍手法**

补脾经　患儿仰卧位,术者站于其侧方,一手扶住患儿的前臂,另一手以拇指罗纹面在患儿拇指末节罗纹面上做顺时针方向的旋转推动;也可以将患儿拇指屈曲,术者以拇指罗纹面循患儿拇指桡侧边缘向掌根方向直推,统称"补脾经",反复操作100次(图330)。

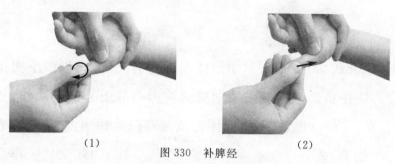

　　　(1)　　　　　　　　　图330　补脾经　　　　　　　　(2)

推肾经　患儿仰卧位,术者站在患儿的侧方,一手扶住患儿的前臂,另一手以拇指罗纹面从患儿小指指尖向其指根方向直推,称为"推肾经",反复操作300次。注意推时力量要均匀,着力部位要紧贴患儿皮肤,沿直线推(图331)。

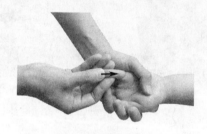

图331　推肾经

揉足三里　患儿仰卧位,术者站在患儿的侧方,以一手拇指置于患儿足三里穴(小腿前外侧,髌骨与髌韧带外侧凹陷下三寸,距胫骨前缘一横指)穴上,施以点揉法3分钟。施术时以拇指指端吸定于足三里穴上,以肢体的近端带动远端作带动深层组织的小幅度环旋揉动,压力要均匀,动作要协调有节律(图332)。

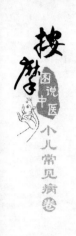

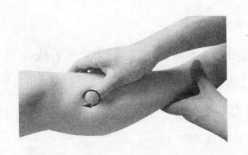

图 332　揉足三里

捏脊　患儿俯卧位,术者双手示指抵于背脊之上,再以两手拇指伸向示指前方,合力挟住肌肉,捏起,采用示指向前拇指后退之翻卷动作,二手交替向前移动。自长强穴(尾骨端下,当尾骨端与肛门连线中点处)起一直捏到大椎穴(后正中线上,第 7 颈椎棘突下凹陷中)为 1 次,如此反复操作 5～6 次。注意要直线捏,所捏皮肤的厚、薄、松、紧应适宜,捏拿速度要适中,动作轻快柔和,避免肌肤从手指尖滑脱(图 333)。

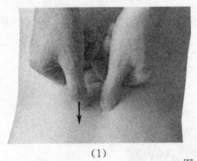

(1)

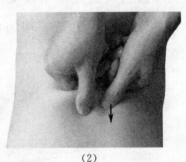

(2)

图 333　捏脊

揉涌泉　患儿仰卧位,术者站在患儿的侧方,一手托住患儿足跟,另一手以拇指罗纹面揉患儿涌泉穴(足底部,卷足时足前部凹陷处,约当足底 2、3 趾趾缝纹头与足跟连线的前 1/3 与后 1/3 交点处)50～100 次(图 334)。

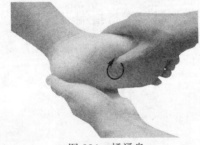

图 334　揉涌泉

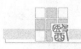
①咳嗽的原因很多,应查处具体病因,对症用药,不能随便使用止咳药,以免妨碍痰液排出。

②少食辛辣香燥、煎炸、油腻荤腥和过咸过酸食品。

③加强锻炼,多晒太阳,强健体魄;多吃一些含维生素C的果蔬,例如柑橘、香菇等,增强免疫力。

小儿哮喘

哮喘是小儿常见的呼吸道疾病。以发作性喉间哮鸣气促、呼气延长为特征,严重者不能平卧。本病四季皆有,好发于春秋两季;各个年龄都可发生,婴幼儿及学龄前期最为常见。

【临床表现】

(1)常突然发病,发作之前多有喷嚏、咳嗽等先兆症状。发作时不能平卧,烦躁不安,气急,气喘。

(2)有诱发因素,如气候转变,受凉受热或接触某些过敏物质。

(3)可有婴儿期湿疹史或家族哮喘史。

【辨证分型】

(一)发作期

寒喘　咳嗽气喘,喉间哮鸣音,咳痰稀白或带沫,鼻喉发痒,胸闷,呼吸不畅,面色苍白,畏寒无汗,口不渴或渴喜热饮,大便溏薄,小便清长,舌质暗胖大,苔薄白或白腻,指纹青紫。

热喘　喉中哮喘如吼,咳痰黄稠,面红发热,胸胁满闷,烦躁不安,渴喜冷饮,大便干结,小便短赤,舌红苔黄,指纹紫红。

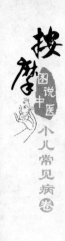

（二）缓解期（肺脾气虚）

咳嗽痰多，咳声无力，气短乏力，神疲懒言，自汗，怕冷，食少纳呆，大便溏薄，易受外邪，舌淡苔薄，指纹暗淡。

【治疗常用手法】

清肺经　患儿仰卧位，术者站在患儿的侧方，一手扶住患儿的前臂，另一手以拇指罗纹面从患儿无名指末节罗纹面向其指根方向直推，称为"清肺经"，反复操作100次。注意做推法时力量要均匀，着力部位要紧贴患儿皮肤沿直线推（图335）。

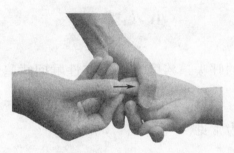

图335　清肺经

补脾经　患儿仰卧位，术者站在患儿的侧方，一手扶住患儿的前臂，另一手以拇指罗纹面在患儿拇指末节罗纹面上做顺时针方向的旋转推动；也可以将患儿拇指屈曲，术者以拇指罗纹面循患儿拇指桡侧边缘向掌根方向直推，统称"补脾经"，反复操作100次（图336）。

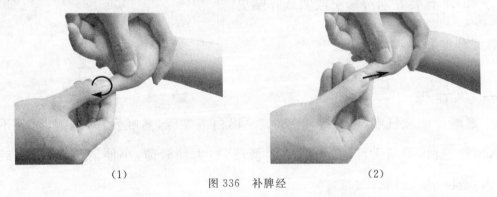

（1）　　　　　　　　图336　补脾经　　　　　　　　（2）

推肾经　患儿仰卧位，术者站在患儿的侧方，一手扶住患儿的前臂，另一手以拇指罗纹面从患儿小指指尖向其指根方向直推,称为"推肾经",反复操作 300 次。注意推时力量要均匀,着力部位要紧贴患儿皮肤,沿直线推(图337)。

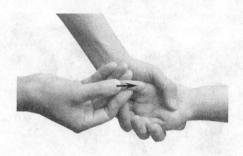

图 337　推肾经

揉天突　患儿仰卧位,术者站在患儿的侧方,以中指指端着力,按揉天突穴(在胸骨切迹上缘凹陷处正中)约 30～50 次,用力以患儿能耐受为度(图338)。

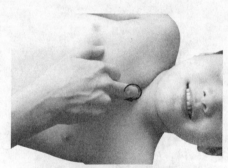

图 338　揉天突

揉膻中　患儿仰卧位,术者站在患儿的侧方,以一手示指、中指指端按于患儿两乳头连线中点处,即膻中穴,以指端为着力点作环旋揉动,揉 300 次(图339)。

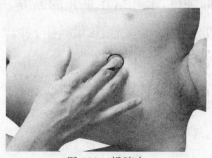

图 339　揉膻中

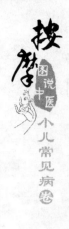

开胸法　患儿仰卧位,术者站在患儿的侧方,用双手拇指及大鱼际着力,自胸骨下端沿肋间隙向两侧分推,同时由上向下沿胸骨中线移动起始点,反复5～8遍(图340)。

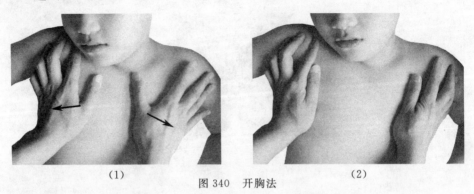

(1)　　　　　　　图340　开胸法　　　　　　　(2)

揉肺俞　患儿俯卧位,术者站于其侧方,以一手示中指端分别置于患儿两侧肺俞(在背部第3胸椎棘突下,旁开1.5寸处)穴上环旋揉动约2～3分钟(图341)。

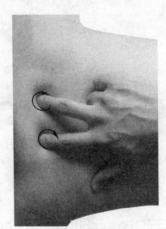

图341　揉肺俞

运内八卦　患儿仰卧位,术者站在患儿的侧方,一手扶住患儿的四指,使其掌心向上,另一手以示中二指夹住患儿拇指,并以拇指端自患儿掌根处做顺时针方向环形推动,称为"运内八卦",反复操作100次。操作时宜轻不宜重,宜缓不宜急,在体表旋绕摩擦推动(图342)。

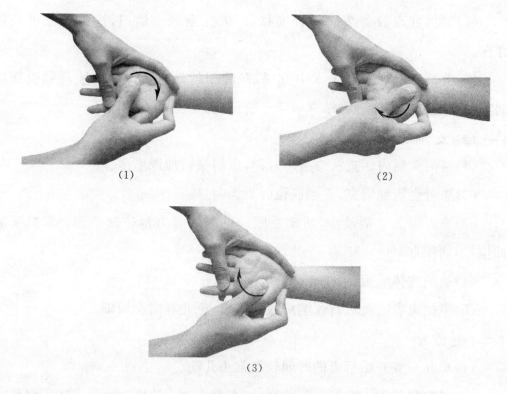

(1)　　　　　　　　(2)

(3)

图342　运内八卦

 小 贴 示

①发病时多卧床休息,注意保暖,避免受凉。

②治疗期间饮食清淡易消化,忌食生冷油腻辛辣之品。

③缓解期应适当增加锻炼,增强体质,增加免疫力。

小儿髋关节半脱位

髋关节半脱位是小儿比较常见的髋关节畸形,通常认为遗传因素:髋臼发育不良及关节韧带松弛;以及胎儿在子宫内胎位异常,承受不正常的机械性压力,影响髋关节的发育等可引起先天性髋关节脱位。

【临床表现】

(1)产伤史。出生时即存在,女多于男,左侧多于右侧,双侧者较少。

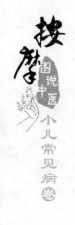

（2）触诊发现股骨头向外轻度移位,未完全脱出髋臼,这种状态可长期存在。

（3）关节造影观察和手术中发现,在髋臼的外方形成一个膜样隔膜而限制其完全复位。临床分为站立前期和脱位期。

（一）站立前期

（1）两侧大腿内侧皮肤皱褶不对称,患侧皱褶加深增多。

（2）患者会阴部增宽,双侧脱位时更为明显。

（3）患者髋关节活动少,活动受限。患侧蹬踩力量较健侧弱。常处于屈曲位,不能伸直。

（4）患侧肢体缩短。

（5）牵拉患者下肢时有弹响声或弹响感,患儿有时会哭闹。

（二）脱位期

（1）患儿一般开始行走的时间较正常小儿晚。

（2）单侧脱位时,患儿步态跛行;双侧脱位者,站立时骨盆前倾,臀部后耸,腰部前凸特别明显,行走呈鸭步。

（3）患儿仰卧位,双侧髋、膝关节各屈曲90°时,双侧膝关节不在同一平面;推拉患侧股骨时,股骨头似打气筒样上下移动,内收肌紧张,髋关节外展受限。

（4）Trendelenburg征(单足站立试验)阳性:正常情况下,单足站立时,臀中肌、臀小肌收缩,对侧骨盆抬起,身体才能保持平衡;如果站立侧患有先天性髋关节脱位时,因臀中肌、臀小肌的肌肉松弛,对侧骨盆不但不能抬起,反而下降。

【辨证分型】

外伤瘀阻(发病期) 突然受到外力牵拉,突发性剧烈疼痛,皮肤色红或不变,触之皮肤发热或不热,舌淡红苔薄白,指纹色红。

气滞血瘀(迁延期) 疼痛逐渐加重,痛处固定不移,疼痛拒按,髋部活动时更甚,舌紫暗或有瘀斑瘀点,指纹紫滞。

　　按揉髋关节　患儿侧卧位,患侧在上,健侧在下。术者站于其侧方,掌根着力,按揉患儿髋关节,反复操作1分钟。施术时掌根要吸定于患儿皮肤,压力均匀持久,力量要深透至深部组织,紧推慢移,切不可摩擦皮肤,动作协调有节律。注意用力不易过大,以免造成髋关节脱位(图343)。

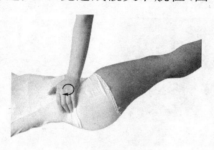

图 343　按揉髋关节

　　点揉环跳　患儿俯卧位,术者站于其侧方,一手按住患肢,另一手点揉该患肢环跳、居髎、承扶、委中穴,各穴施术约2分钟。施术时动作要和缓,指力要吸定于患儿皮肤,力量要深透达穴位的深层组织,压力均匀,动作要协调有节律(图344～图347)。

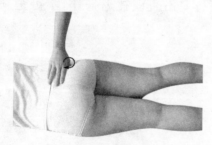

图 344　点揉环跳

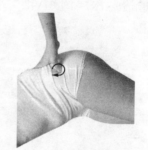

图 345　点揉居髎

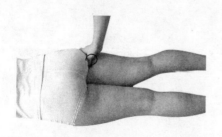

图 346　点揉承扶

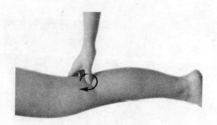

图 347　点揉委中

下篇　图说小儿常见病按摩治疗

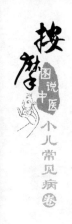

捏脊 患儿俯卧位,术者双手示指抵于背脊之上,再以两手拇指伸向示指前方,合力挟住肌肉,捏起,采用示指向前拇指后退之翻卷动作,二手交替向前移动。自长强穴(尾骨端下,当尾骨端与肛门连线中点处)起一直捏到大椎穴(后正中线上,第 7 颈椎棘突下凹陷中)为 1 次,如此反复操作 5～6 次。注意要直线捏,所捏皮肤的厚、薄、松、紧应适宜,捏拿速度要适中,动作轻快柔和,避免肌肤从手指尖滑脱(图 348)。

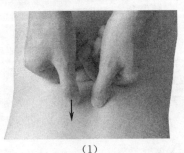

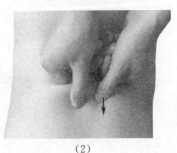

(1)　　　　　　　　　　　　　　　　　(2)

图 348　捏脊

擦八髎 患儿俯卧位,术者站在患儿的侧方,将一手手掌放于患儿骶部八髎穴(正对八个骶后孔处,左右各四)处,沿着八髎穴走向作直线往返快速擦动 3 分钟。注意手掌要紧贴患儿腰部皮肤,压力适中,速度要均匀且快,使产生的热量透达深层组织,即"透热";要沿直线往返操作,不可歪斜(图 349)。

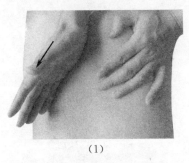
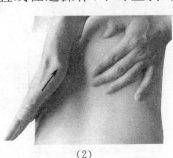

(1)　　　　　　　　　　　　　　　　　(2)

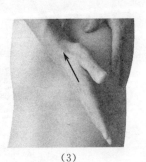
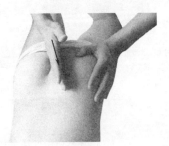

(3)　　　　　　　　　　　　　　　　　(4)

图 349　擦八髎

进行性肌营养不良

进行性肌营养不良是一组原发于肌肉组织的遗传代谢性疾病。临床表现为缓慢起病,进行性加重的对称性随意肌萎缩和无力,属中医"痿证"的范畴。

【临床表现】

临床以进行性的肌肉萎缩无力为主要临床表现,行走困难呈鸭步,步态摇摆不稳,不能登楼,易倾跌摔跤。

【辨证分型】

脾胃亏虚 肢体痿软无力,精神疲倦,少气懒言,乏力,食少纳呆,腹胀便溏,舌苔薄白,指纹色淡。

肝肾虚损 下肢痿软无力,身体消瘦,四肢挛缩,不能久立,渐至步履全废,腰脊酸软,目眩头晕,烦躁失眠,智力低下,舌红少苔,指纹鲜红。

【治疗常用手法】

补脾经 患儿仰卧位,术者站于其侧方,一手扶住患儿的前臂,另一手以拇指罗纹面在其拇指末节罗纹面上做顺时针方向的旋转推动;也可以将患儿拇指屈曲,术者以拇指罗纹面循患儿拇指桡侧边缘向掌根方向直推,统称"补脾经",反复操作100次(图350)。

下篇 图说小儿常见病按摩治疗

151

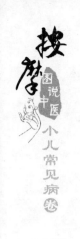

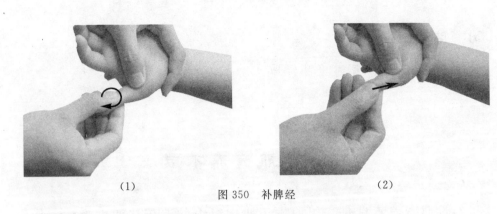

| (1) | 图350 补脾经 | (2) |

推肾经　患儿仰卧位，术者站于其侧方，一手扶住患儿的前臂，另一手以拇指罗纹面从患儿小指指尖向其指根方向直推，称为"推肾经"，反复操作200次（图351）。

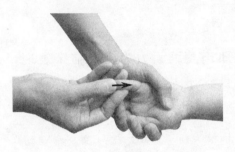

图351　推肾经

推三关　患儿仰卧位，术者站在患儿的侧方，一手扶住患儿的前臂，另一手以拇指桡侧面或示中指指面沿着患儿前臂桡侧，从患儿的腕部向肘部直推，称为"推三关"，反复操作200次。在推动的过程中，要注意指面要紧贴患儿的皮肤，压力要适中（图352）。

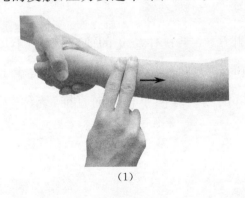

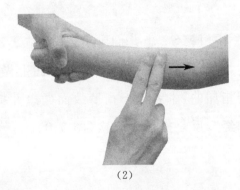

| (1) | | (2) |

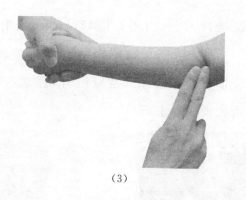

（3）

图 352　推三关

摩腹　患儿仰卧位,术者站于其侧方,将手掌轻放于患儿腹部,沉肩垂肘,以前臂带动腕,按照左上腹、右上腹、右下腹、左下腹的顺序做环形而有节律的抚摩约 5 分钟。用力宜轻不宜重,速度宜缓不宜急。还可在摩腹之前可以在患儿腹部涂上适量滑石粉,以免摩腹过程中损伤患儿皮肤(图 353)。

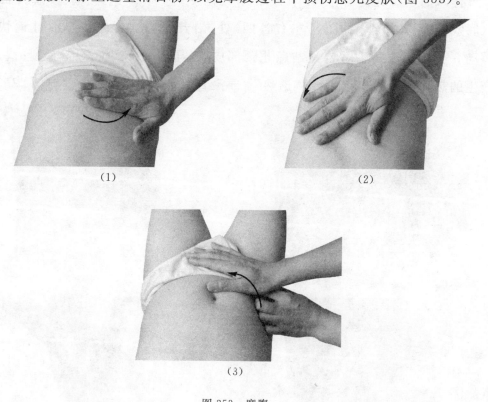

（1）　　　　　　　　　　　　　　　　　　　（2）

（3）

图 353　摩腹

捏脊　患儿俯卧位,术者双手示指抵于背脊之上,再以两手拇指伸向示指前方,合力挟住肌肉,捏起,采用示指向前拇指后退之翻卷动作,二手交替

下篇　图说小儿常见病按摩治疗

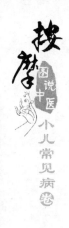

向前移动。自长强穴(尾骨端下,当尾骨端与肛门连线中点处)起一直捏到大椎穴(后正中线上,第7颈椎棘突下凹陷中)为1次,如此反复操作5～6次。注意要直线捏,所捏皮肤的厚、薄、松、紧应适宜,捏拿速度要适中,动作轻快柔和,避免肌肤从手指尖滑脱(图354)。

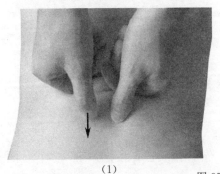

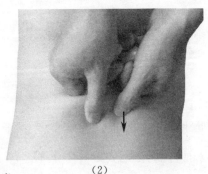

(1)　　　　　　　　图354　捏脊　　　　　　　　(2)

擦八髎　患儿俯卧位,术者站在患儿的侧方,将一手手掌放于患儿骶部八髎穴(正对八个骶后孔处,左右各四)处,沿着八髎穴走向作直线往返快速擦动3分钟。注意手掌要紧贴患儿腰部皮肤,压力适中,速度要均匀且快,使产生的热量透达深层组织,即"透热";要沿直线往返操作,不可歪斜(图355)。

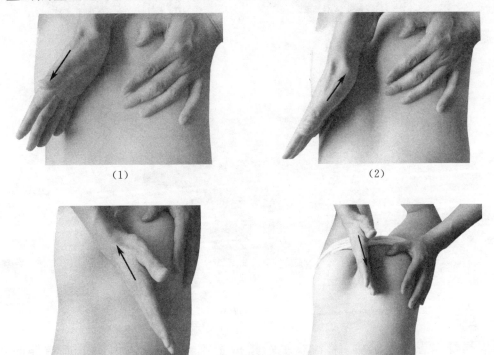

(1)　　　　　　　　　　　　　　　　　　(2)

(3)　　　　　　　图355　擦八髎　　　　　　(4)

揉足三里　患儿仰卧位,术者站于其侧方,以一手拇指置于患儿足三里穴(小腿前外侧,髌骨与髌韧带外侧凹陷下三寸,距胫骨前缘一横指)穴上,施以点揉法3分钟。施术时以拇指指端吸定于足三里穴上,以肢体的近端带动远端作带动深层组织的小幅度环旋揉动,压力要均匀,动作要协调有节律(图356)。

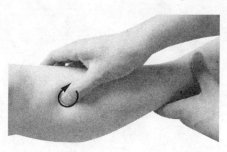

图 356　揉足三里

揉三阴交　患儿正坐位,术者站在患者的前方,一手托住其小腿,另一手拇指点按于患儿内踝上三寸处,即三阴交穴,施以点揉法3分钟。术者以拇指指端吸定于三阴交穴上,以肢体的近端带动远端作带动深层组织的小幅度环旋揉动,压力要均匀,动作要协调有节律(图357)。

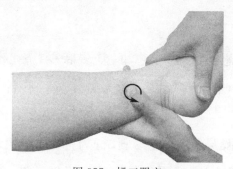

图 357　揉三阴交

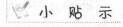 小 贴 示

平日里患儿应注意锻炼肌力,防止肌萎缩加重。

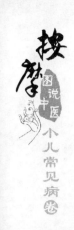

儿童多动症

儿童多动症,是一组以过度活动和注意力难以集中为主要表现,包括易冲动和情绪不稳等临床征象的综合征,又称轻微脑功能失调,可归入中医"脏躁"、"躁动"的范畴。

【临床表现】

(1)动作过多。上课时小动作不断,严重者常见在教室内尖叫、跑蹿。个别患儿动作笨拙。

(2)注意力不集中。课堂上经常走神,或外表安静实则胡思乱想,对课程内容听而不闻。做事时注意力仅能集中一小段时间,因此常表现为不能完成作业,做事情虎头蛇尾。

(3)情绪易冲动。情绪不稳,易于激动不安,经常惹事,个别患儿出现听觉视觉障碍,不能分辨相似的声音。

【辨证分型】

肝肾阴亏型 思想涣散,易于忘事,梦多寐少,五心烦热,面部烘热,烦躁不安或郁郁不乐,动作笨拙,多动多语,兴趣多变。唇舌干红,少苔或无苔,指纹鲜红。

心肝火盛型 急躁易怒,暴戾不驯,行为冲动,固执乖僻,多语不休,言语动作不避亲疏,口干喜冷饮,时有头晕目眩。舌红苔黄,指纹紫红。

心脾两虚型 记忆力差,思想不专,神情呆钝,动作迟缓,反应慢,忘事较快,形体瘦弱,面黄少华或萎黄,纳呆食少,大便溏薄或秘结。舌淡苔少,指纹淡红。

痰热内扰型 烦躁不安,多动不宁,反复无常,胸闷脘痞腹胀,口中热臭,吐痰黄稠或有块,小便赤涩。舌红,苔黄粘腻,指纹色红。

补脾经　患儿仰卧位,术者站于其侧方,一手扶住患儿的前臂,另一手以拇指罗纹面在其拇指末节罗纹面上做顺时针方向的旋转推动;也可以将患儿拇指屈曲,术者以拇指罗纹面循患儿拇指桡侧边缘向掌根方向直推,统称"补脾经",反复操作100次(图358)。

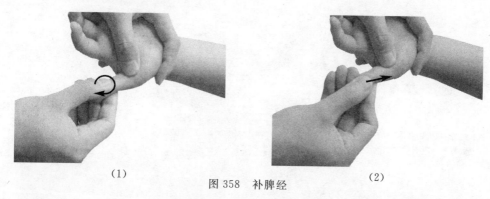

(1)　　　　　　图358　补脾经　　　　　　(2)

推肾经　患儿仰卧位,术者站于其侧方,一手扶住患儿的前臂,另一手以拇指罗纹面从其小指指尖向其指根方向直推,称为"推肾经",反复操作200次(图359)。

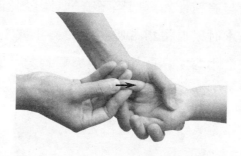

图359　推肾经

摩腹　患儿仰卧位,术者站于其侧方,将手掌轻放于患儿腹部,沉肩垂肘,以前臂带动腕,按照左上腹、右上腹、右下腹、左下腹的顺序做环形而有节律的抚摩约5分钟。用力宜轻不宜重,速度宜缓不宜急。还可在摩腹之前可以在患儿腹部涂上适量滑石粉,以免摩腹过程中损伤患儿皮肤(图360)。

下篇　图说小儿常见病按摩治疗

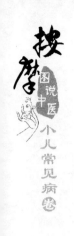

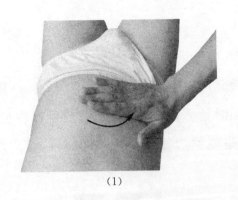

(1)

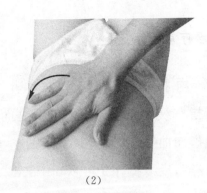

(2)

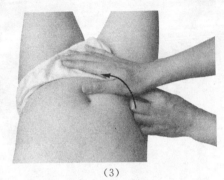

(3)

图 360　摩腹

揉足三里　患儿仰卧位,术者站于其侧方,以一手拇指置于患儿足三里穴(小腿前外侧,髌骨与髌韧带外侧凹陷下三寸,距胫骨前缘一横指)穴上,施以点揉法 3 分钟。施术时以拇指指端吸定于足三里穴上,以肢体的近端带动远端作带动深层组织的小幅度环旋揉动,压力要均匀,动作要协调有节律(图361)。

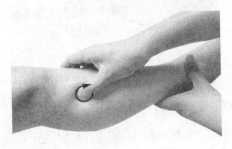

图 361　揉足三里

揉三阴交　患儿正坐位,术者站于其前方,一手托住患儿小腿,另一手拇指点按于患儿内踝上三寸处,即三阴交穴,施以点揉法 3 分钟。术者以拇指指端吸定于三阴交穴上,以肢体的近端带动远端作带动深层组织的小幅度环旋揉动,压力要均匀,动作要协调有节律(图362)。

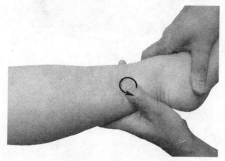

图362　揉三阴交

捏脊　患儿俯卧位,术者双手示指抵于背脊之上,再以两手拇指伸向示指前方,合力挟住肌肉,捏起,采用示指向前拇指后退之翻卷动作,二手交替向前移动。自长强穴(尾骨端下,当尾骨端与肛门连线中点处)起一直捏到大椎穴(后正中线上,第7颈椎棘突下凹陷中)为1次,如此反复操作5~6次。注意要直线捏,所捏皮肤的厚、薄、松、紧应适宜,避免肌肤从手指尖滑脱;捏拿速度要适中,动作轻快柔和(图363)。

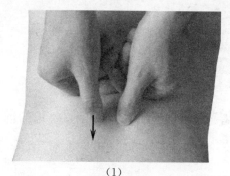 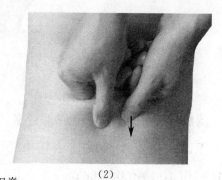

(1)　　　　图363　捏脊　　　　(2)

揉涌泉　患儿仰卧位,术者站于其侧方,一手托住患儿足跟,另一手以拇指罗纹面揉患儿涌泉穴(足底部,卷足时足前部凹陷处,约当足底2、3趾趾缝纹头与足跟连线的前1/3与后1/3交点处)50~100次(图364)。

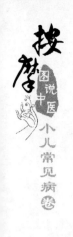

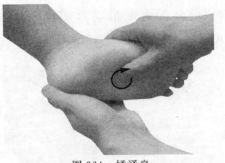

图 364　揉涌泉

心肝火盛型配伍手法

揉小天心　患儿仰卧位,术者站于其侧方,一手托住患儿的前臂,使其掌心向上,另一手以拇指罗纹面在患儿手掌大小鱼际交界的凹陷处按揉,称为"揉小天心",反复操作 300 次。注意用力均匀,力度适中,以患儿可以忍受为度(图 365)。

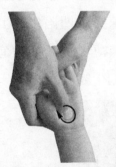

图 365　揉小天心

清肝经　患儿抱坐位或仰卧位,术者站于其侧方,一手扶住患儿的前臂,另一手以拇指罗纹面从其示指末节罗纹面向指根方向直推,称为"清肝经",反复操作 100 次(图 366)。

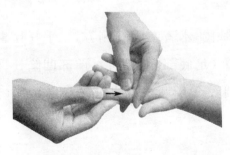

图 366　清肝经

清心经　患儿仰卧位,术者站于其侧方,一手扶住患儿的前臂,另一手以拇指罗纹面从患儿中指末节罗纹面向指根方向直推,称为"清心经",反复操作200次(图367)。

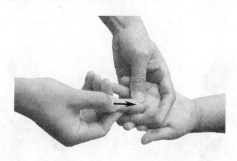

图367　清心经

✤ 痰热内扰型配伍手法

清天河水　患儿仰卧位,术者站于其侧方,一手扶住患儿的前臂,另一手以示指、中指罗纹面沿着其前臂正中自腕推向肘部,称为"清天河水",反复操作100次。注意应沿着直线推动,着力部位要紧贴皮肤,压力适中,做到轻而不浮,重而不滞(图368)。

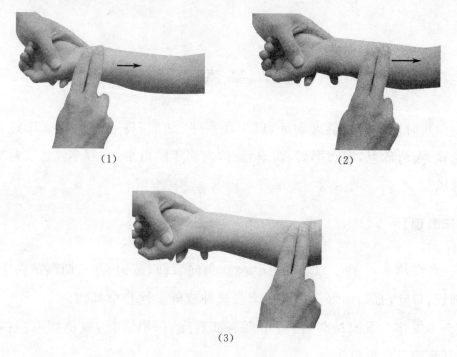

(1)　　　　　　　　　　(2)

(3)

图368　清天河水

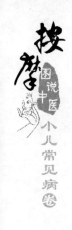

退六腑 患儿仰卧位,术者站于其侧方,一手扶住患儿的前臂,另一手以拇指或示中指指面沿着患儿前臂尺侧,从肘部向腕部直推,称为"退六腑",反复操作300次。在推动的过程中,要注意指面要紧贴患儿的皮肤,压力要适中(图369)。

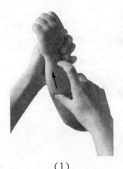 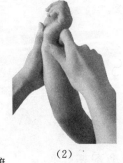

(1)　　　　　图369　退六腑　　　　　(2)

 小 贴 示

使患儿建立起规律的学习生活习惯,要有耐心以鼓励的方式帮助患儿,绝不可一味责怪打骂,以免患儿产生自卑和逆反心理。

小儿高热惊厥

小儿时期常见的急重病证,以出现高热、抽搐、昏迷为主要临床症状,来势急骤,病情危急,发病率高,四季皆有,发病年龄以1～5岁多见。又称"小儿急惊风"。

【临床表现】

(1)高热多在39℃以上,发病突然,头向后仰,意识丧失,两眼球向上翻视或斜视,口吐白沫,面部和四肢肌肉强直性或阵发性痉挛抽搐。

(2)发作严重或持久者,可出现面红唇赤、指甲青紫,喉部痰声"咕咕"作响,甚至窒息而危机生命。

(3)有接触疫疠之疾或暴受惊恐史。

【辨证分型】

感受时邪 高热抽搐,严重者可致昏迷,发热恶寒,头痛项强,咽喉肿痛,声音嘶哑,咳嗽吐痰黄稠。舌红苔黄,指纹色红。

暴受惊恐 突发性高热抽搐,甚至昏迷,神情怯懦,面色时青时赤,惊慌不安,惊惧失眠多梦,不发热或轻微发热。舌暗红苔薄黄,指纹色青。

食物积滞 高热抽搐,脘腹胀满拒按,按之腹部硬物感,纳呆,呕吐,大便干,小便黄。苔厚腻。

【治疗常用手法】

掐人中 患儿抱坐位或仰卧位,术者站于其侧方,一手扶住患儿头部以固定,另一手以拇指指甲掐人中穴(在鼻唇沟中上 1/3 交界处)数次至患儿苏醒为度(图 370)。

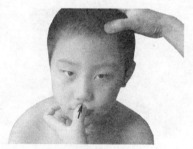

图 370 掐人中

掐合谷 患儿抱坐位或仰卧位,术者站于其侧方,一手扶住患儿的前臂,另一手以拇指指甲掐揉患儿合谷穴(在手背第 1、2 掌骨间,第 2 掌骨桡侧中点处)至苏醒为度(图 371)。

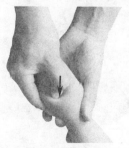

图 371 掐合谷

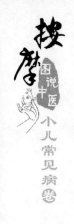

揉承山　患儿俯卧位,术者站于其侧方,一手扶住患儿的小腿,另一手拇指按压住承山穴(在小腿后面正中,足跟上提时腓肠肌肌腹下尖角凹陷处)后点揉2分钟(图372)。

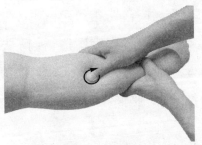

图 372　揉承山

拿肩井　患儿正坐位,术者站于其后方,将双手分别置于双侧肩井(在肩上,当大椎穴与肩峰的连线的中点)部,以拇指与其余四指指腹的对合夹力施用提拿法,以患儿能耐受为度,反复10～20遍。拿时注意前臂放松,手掌空虚,提拿的方向要与肌腹垂直(图373)。

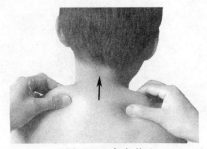

图 373　拿肩井

清心经　患儿仰卧位,术者站于其侧方,一手扶住患儿的前臂,另一手以拇指罗纹面从其中指末节罗纹面向指根方向直推,称为"清心经",反复操作100次(图374)。

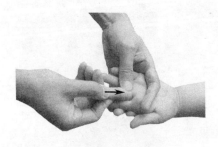

图 374　清心经

清肺经　患儿仰卧位,术者站于其侧方,一手扶住患儿的前臂,另一手以拇指罗纹面从其无名指末节罗纹面向其指根方向直推,称为"清肺经",反复操作 100 次。注意做推法时力量要均匀,着力部位要紧贴患儿皮肤沿直线推(图 375)。

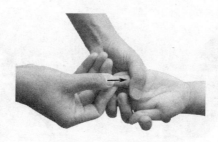

图 375　清肺经

清肝经　患儿抱坐位或仰卧位,术者站于其侧方,一手扶住患儿的前臂,另一手以拇指罗纹面从患儿示指末节罗纹面向指根方向直推,称为"清肝经",反复操作 100 次(图 376)。

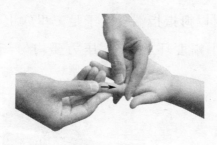

图 376　清肝经

清大肠　患儿抱坐位或仰卧位,术者站于其侧方,一手扶住患儿的前臂,另一手以拇指罗纹面在患儿示指桡侧缘,自虎口向示指尖直推 100 次(图 377)。

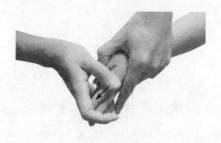

图 377　清大肠

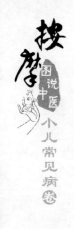

退六腑 患儿仰卧位,术者站于其侧方,一手扶住患儿的前臂,另一手以拇指或示中指指面沿着患儿前臂尺侧,从肘部向腕部直推,称为"退六腑",反复操作200次。在推动的过程中,要注意指面要紧贴患儿的皮肤,压力要适中(图378)。

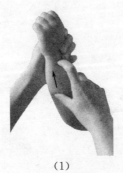
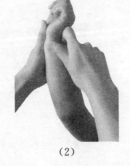

(1)　　　　图378　退六腑　　　　(2)

揉足三里 患儿仰卧位,术者站于其侧方,以一手拇指于患儿足三里穴(小腿前外侧,髌骨与髌韧带外侧凹陷下三寸,距胫骨前缘一横指)穴上,施以点揉法5分钟。施术时以拇指指端吸定于足三里穴上,以肢体的近端带动远端作带动深层组织的小幅度环旋揉动,压力要均匀,动作要协调有节律(图379)。

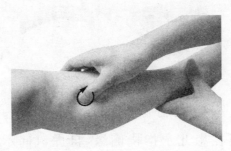

图379　揉足三里

📝 **小　贴　示**

①饮食宜清淡,多吃新鲜蔬菜和水果,忌食油腻、辛辣、刺激的食品。

②小儿高热惊厥是一种危急重症,经手法治疗缓解后,还应送往医院进一步检查治疗。

小儿营养不良

小儿营养不良是一种慢性营养障碍性疾病，多由喂养不当、饮食不节或其他疾病转化而来，可造成脾胃虚弱，气血亏虚，生长发育停滞。中医称之为"疳积"、"疳证"。

【临床表现】

(1)面黄消瘦，精神欠佳，食欲不振，毛发稀疏枯黄，大便干结或溏。

(2)严重者身高和智力发育往往低于同龄儿童。

【辨证分型】

积滞伤脾　面黄食少，纳呆，逐渐消瘦，精神不振，头发稀疏枯黄，脘腹胀满拒按，烦躁不安，易怒，手足心发热。舌苔厚腻，指纹暗淡。

气血两虚　面色萎黄，面容憔悴，精神萎靡，记忆力减退，睡卧露睛，身体消瘦，毛发稀疏易落，腹大青筋暴露，或腹凹如舟，哭声无力，气短懒言，发育迟缓，反应迟钝，易饥饿，食欲不振。舌淡苔薄，指纹色淡。

【治疗常用手法】

补脾经　患儿仰卧位，术者站在患儿的侧方，一手扶住患儿的前臂，另一手以拇指罗纹面在患儿拇指末节罗纹面上做顺时针方向的旋转推动，也可以将患儿拇指屈曲，术者以拇指罗纹面循患儿拇指桡侧边缘向掌根方向直推，统称"补脾经"，反复操作100次（图380）。

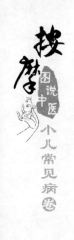

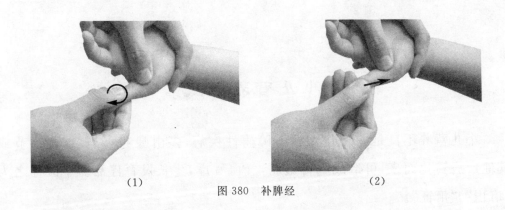

图 380　补脾经

揉板门　患儿仰卧位,术者站于其侧方,一手扶住患儿的前臂,另一手以拇指罗纹面按揉患儿手掌大鱼际处为"揉板门",反复操作约 300 次(图 381)。

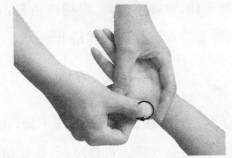

图 381　揉板门

推四横纹　儿童示指、中指、无名指、小指掌侧第一指间关节横纹处称为四横纹。操作此法时患儿仰卧位,术者站于其侧方,一手握住患儿的手掌,使其四指伸直并拢,掌心向上,另一手四指并拢从其示指横纹处推向小指横纹处为"推四横纹",操作 100 次(图 382)。

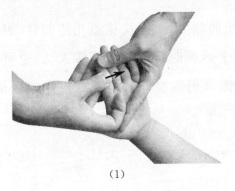

(1)

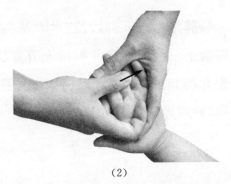

(2)

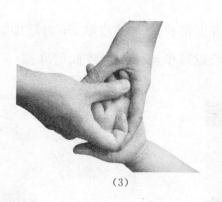

（3）

图 382　推四横纹

摩腹　患儿仰卧位，术者站于其侧方，将手掌轻放于患儿腹部，沉肩垂肘，以前臂带动腕，按照左上腹、右上腹、右下腹、左下腹的顺序做环形而有节律的抚摩约 5 分钟。用力宜轻不宜重，速度宜缓不宜急。还可在摩腹之前可以在患儿腹部涂上适量滑石粉，以免摩腹过程中损伤患儿皮肤（图 383）。

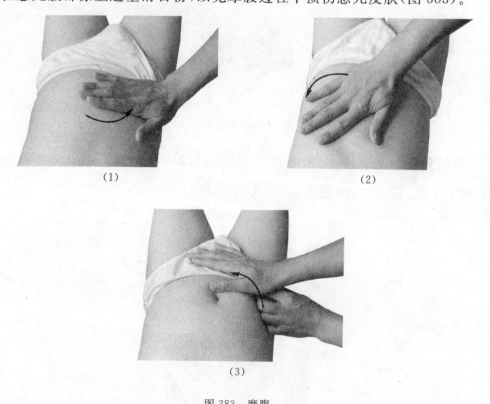

（1）　　　　　　　　　　　　　　　　　（2）

（3）

图 383　摩腹

分推腹阴阳　患儿仰卧位，术者站于其侧，行分推腹阴阳 5 分钟。施术时双手拇指桡侧缘沿肋弓角边缘或自中脘至脐，向两旁分推至两侧的腋中线，

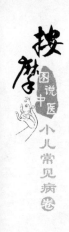

称"分推腹阴阳"。注意着力部位应紧贴皮肤,压力适中,做到轻而不浮,重而不滞。可以用适量滑石粉以减少操作中对皮肤的摩擦(图384)。

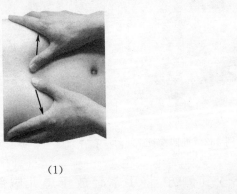

(1)   (2)

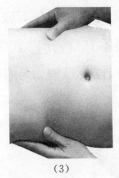

(3)

图384 分推腹阴阳

拿肚角　患儿仰卧位,术者站于其侧方,以拇指、示指、中指三指在肚角穴(脐下2寸,旁开2寸)处拿5～8次(图385)。

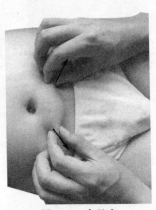

图385 拿肚角

捏脊　患儿俯卧位,术者双手示指抵于背脊之上,再以两手拇指伸向示指前方,合力挟住肌肉,捏起,采用示指向前拇指后退之翻卷动作,二手交替向前移动。自长强穴(尾骨端下,当尾骨端与肛门连线中点处)起一直捏到大椎穴(后正中线上,第 7 颈椎棘突下凹陷中)为 1 次,如此反复操作 5~6 次。注意要直线捏,所捏皮肤的厚、薄、松、紧应适宜,捏拿速度要适中,动作轻快柔和,避免肌肤从手指尖滑脱(图 386)。

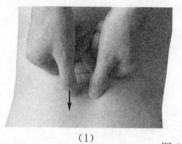
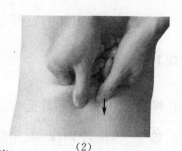

(1)　　　　　　　图 386　捏脊　　　　　　　(2)

揉足三里　患儿仰卧位,术者站于其侧方,以一手拇指于患儿足三里穴(小腿前外侧,髌骨与髌韧带外侧凹陷下三寸,距胫骨前缘一横指)穴上,施以点揉法 3 分钟。施术时以拇指指端吸定于足三里穴上,以肢体的近端带动远端作带动深层组织的小幅度环旋揉动,压力要均匀,动作要协调有节律(图 387)。

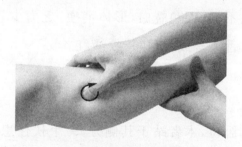

图 387　揉足三里

📝 **小 贴 示**

合理搭配饮食,注意摄入一些营养价值较高的食物,多吃新鲜蔬菜,少吃甜食,不吃零食。

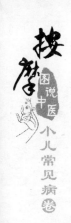

小儿厌食

厌食是小儿常见的脾胃病证,以长期食欲不振、厌恶进食为特点。患儿除食欲不振外,其他症状不明显,预后良好,病程长者可转为疳证。1～6 岁儿童多见。病因病机为长期饮食失节,损伤脾胃而发病。本病在中医学中属于"小儿厌食"、"恶食"等病症的范畴。

【临床表现】

(1)长期食欲不振而无其他疾病。

(2)面色少华,形体偏瘦,但精神尚好,活动如常。

(3)有喂养不当史,如进食无定时定量,过食生冷,好吃零食及偏食等。

(4)作微量元素测定,患儿体内锌、铁偏低。

【辨证分型】

食积停滞　食欲减退,纳谷不香,脘腹胀满疼痛拒按,恶心呕吐,食少纳呆,手足心热,烦躁不安,睡眠不佳,大便秽臭。舌苔黄厚腻,指纹紫滞。

脾胃虚弱　食欲不振,面色㿠白,形体消瘦,乏力少气,神情倦怠,大便溏薄或秘结,唇舌色淡,舌无苔或少苔,指纹淡红。

【治疗常用手法】

补脾经　患儿仰卧位,术者站于其侧方,一手扶住患儿的前臂,另一手以拇指罗纹面在其拇指末节罗纹面上做顺时针方向的旋转推动;也可以将患儿拇指屈曲,术者以拇指罗纹面循患儿拇指桡侧边缘向掌根方向直推,统称"补脾经",反复操作 100 次(图 388)。

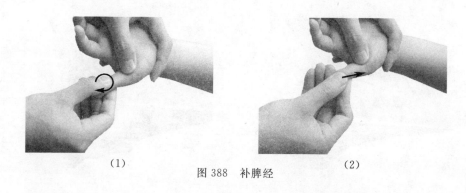

(1)　　　　　图 388　补脾经　　　　　(2)

补大肠　患儿仰卧位,术者站于其侧方,一手扶住患儿的前臂,另一手以拇指罗纹面在患儿示指桡侧缘,自指尖到虎口成一直线进行直推,称"补大肠",操作 200 次(图 389)。

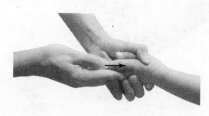

图 389　补大肠

揉板门　患儿仰卧位,术者站于其侧方,一手扶住患儿的前臂,另一手以拇指罗纹面按揉患儿手掌大鱼际处为"揉板门",反复操作约 300 次(图 390)。

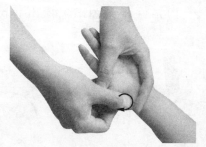

图 390　揉板门

推四横纹　儿童示指、中指、无名指、小指掌侧第一指间关节横纹处称为四横纹。操作此法时患儿仰卧位,术者站于其侧方,一手握住患儿的手掌,使其四指伸直并拢,掌心向上,另一手四指并拢从患儿示指横纹处推向小指横纹处为"推四横纹",操作 100 次(图 391)。

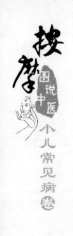

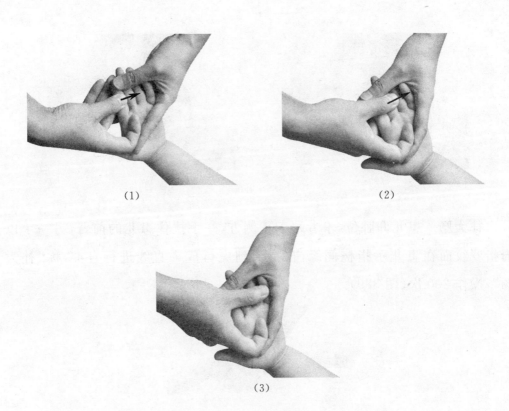

(1)　　　　　　　　　　　　　　(2)

(3)

图 391　推四横纹

摩腹　患儿仰卧位,术者站于其侧方,将手掌轻放于患儿腹部,沉肩垂肘,以前臂带动腕,按照左上腹、右上腹、右下腹、左下腹的顺序做环形而有节律的抚摩约 5 分钟。用力宜轻不宜重,速度宜缓不宜急。在摩腹之前可以在患儿腹部涂上适量滑石粉,以免摩腹过程中损伤患儿皮肤(图 392)。

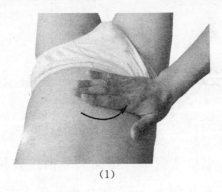

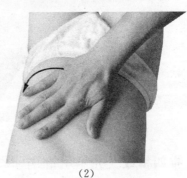

(1)　　　　　　　　　　　　　　(2)

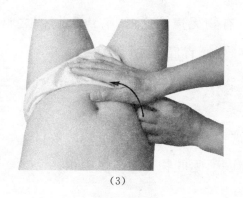

(3)

图 392 摩腹

捏脊 患儿俯卧位,术者双手示指抵于背脊之上,再以两手拇指伸向示指前方,合力挟住肌肉,捏起,采用示指向前拇指后退之翻卷动作,二手交替向前移动。自长强穴(尾骨端下,当尾骨端与肛门连线中点处)起一直捏到大椎穴(后正中线上,第 7 颈椎棘突下凹陷中)为 1 次,如此反复操作5～6 次。注意要直线捏,所捏皮肤的厚、薄、松、紧应适宜,捏拿速度要适中,动作轻快柔和,避免肌肤从手指尖滑脱(图 393)。

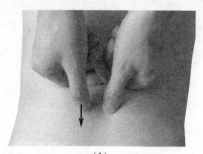

(1)

图 393 捏脊

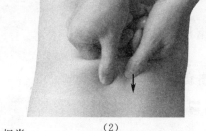

(2)

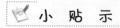

小 贴 示

①定时饮食,纠正偏食习惯,饭前禁零食。

②适当补充维生素。

婴幼儿呕吐

呕吐是小儿常见的一种证候,是指食物由胃经口吐出的一种症状,在很

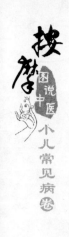

多疾病中都可出现。有物无声谓之吐，有声无物谓之呕，两者同时发生谓之呕吐。中医认为，呕吐皆属胃气上逆所致。

【临床表现】

(1)发病前可有恶心，随之吐出一口或连续数口。

(2)也可无恶心症状，呕吐物可由口鼻喷出。

【辨证分型】

伤食呕吐 腹部胀满拒按，恶心呕吐，吐出物多酸腐臭秽，嗳腐吞酸，恶闻食臭，夜卧不安，睡眠不佳，大便干或泻下酸臭。舌苔厚腻，指纹沉滞。

胃热呕吐 食入即吐，吐出物酸臭恶臭，发热烦躁，性情急躁，身热，口渴喜冷饮，口干唇红，小便短赤，大便干结。舌红苔黄，指纹青紫。

虚寒呕吐 食后良久方吐，朝食暮吐，暮食朝吐，吐出物无臭，吐的次数少而量多，面白，唇舌色淡，精神倦怠，神疲乏力，四肢不温，腹痛绵绵，喜温喜按，大便稀溏，小便清长。舌淡苔白，指纹淡青。

【治疗常用手法】

◎伤食呕吐与胃热呕吐

清胃经 患儿仰卧位，术者站于其侧方，一手扶住患儿的前臂，另一手以拇指罗纹面在其拇指掌侧第一节向指根方向直推，称为"清胃经"，反复操作300次(图394)。

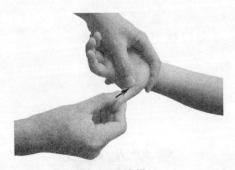

图394 清胃经

运内八卦　患儿仰卧位,术者站于其侧方,一手扶住患儿的四指,使其掌心向上,另一手以示中二指夹住患儿拇指,并以拇指端自患儿掌根处顺时针方向做环形推动,称为"运内八卦",反复操作 100 次。操作时宜轻不宜重,宜缓不宜急,在体表旋绕摩擦推动(图 395)。

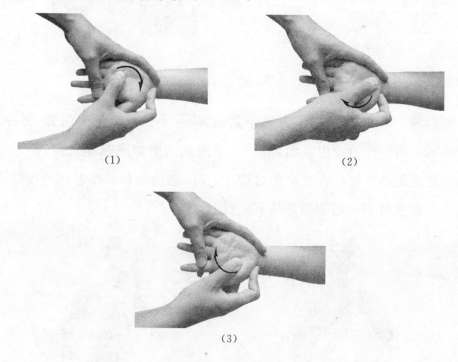

(1)　　　　　　　　　　　　　(2)

(3)

图 395　运内八卦

清天河水　患儿仰卧位,术者站于其侧方,一手扶住患儿的前臂,另一手以示指、中指罗纹面沿着患儿前臂正中自腕推向肘部,称为"清天河水",反复操作 100 次。注意应沿着直线推动,着力部位要紧贴皮肤,压力适中,做到轻而不浮,重而不滞(图 396)。

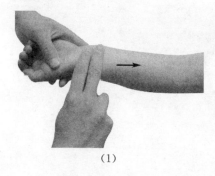
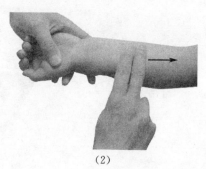

(1)　　　　　　　　　　　　　(2)

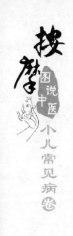

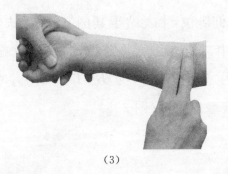

（3）

图396　清天河水

退六腑　患儿仰卧位,术者站于其侧方,一手扶住患儿的前臂,另一手以拇指或示中指指面沿着患儿前臂尺侧,从患儿的肘部向腕部直推,称为"退六腑",反复操作200次。在推动的过程中,要注意指面要紧贴患儿的皮肤,压力要适中。此法对于一切实热症均有效(图397)。

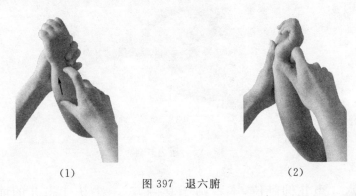

（1）　　　　　　　图397　退六腑　　　　　　　（2）

清大肠　患儿抱坐位或仰卧位,术者站于其侧方,一手扶住患儿的前臂,另一手以拇指罗纹面在患儿示指桡侧缘,自虎口向示指尖直推100次(图398)。

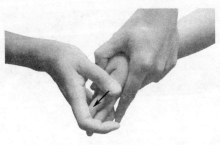

图398　清大肠

揉板门　患儿仰卧位,术者站于其侧方,一手扶住患儿的前臂,另一手以拇指罗纹面按揉患儿手掌大鱼际处为"揉板门",反复操作约 300 次(图 399)。

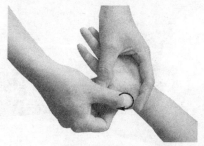

图 399　揉板门

推四横纹　儿童示指、中指、无名指、小指掌侧第一指间关节横纹处称为四横纹。操作此法时患儿仰卧位,术者站于其侧方,一手握住患儿的手掌,使其四指伸直并拢,掌心向上,另一手四指并拢从其示指横纹处推向小指横纹处为"推四横纹",操作 100 次(图 400)。

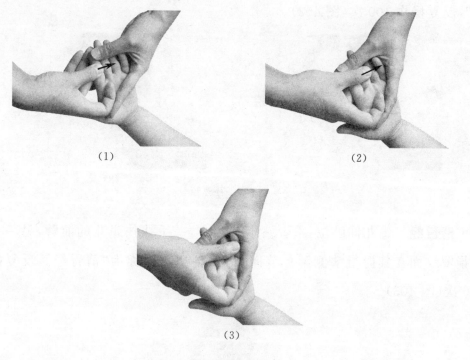

(1)　　　　　　　　　　　　(2)

(3)

图 400　推四横纹

●**虚寒呕吐**

揉外劳宫　患儿仰卧位,术者站于其侧方,一手扶住患儿的前臂,另一手以拇指端在患儿外劳宫(在手背侧,第1、2掌骨之间,掌指关节后0.5寸处)穴上环旋揉动300次。此法对于风寒感冒效果较好(图401)。

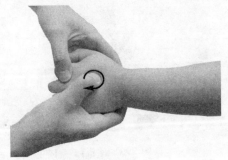

图401 揉外劳宫

补脾经 患儿仰卧位,术者站于其侧方,一手扶住患儿的前臂,另一手以拇指罗纹面在其拇指末节罗纹面上做顺时针方向的旋转推动;也可以将患儿拇指屈曲,术者以拇指罗纹面循其拇指桡侧边缘向掌根方向直推,统称"补脾经",反复操作100次(图402)。

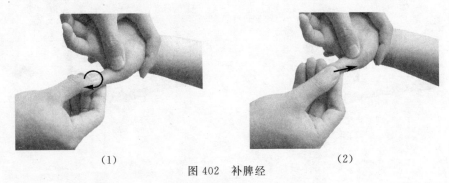

(1)　　　　图402 补脾经　　　　(2)

清胃经 患儿仰卧位,术者站于其侧方,一手扶住患儿的前臂,另一手以拇指罗纹面在其拇指掌侧第一节向指根方向直推,称为"清胃经",反复操作300次(图403)。

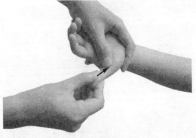

图403 清胃经

揉一窝风　患儿仰卧位,术者站于其侧,按揉小儿手背侧手腕横纹正中的穴位,即一窝风,100～300 次(图 404)。

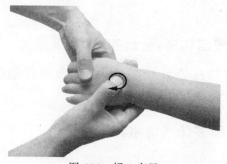

图 404　揉一窝风

 小　贴　示

①饮食定时定量,不可暴饮暴食,忌食生冷、油腻、辛辣之品。

②呕吐时,为防止呕吐物进入气管,应令患儿侧卧。

③呕吐频繁,引起脱水时,应去医院就诊。

婴幼儿腹泻

　　婴幼儿腹泻也称小儿泄泻,是小儿常见的一种病症,以大便次数增多,粪便稀薄或如水样为主症。久泻迁延不愈者,易转为疳证或慢惊风。此症以 3 岁以下的婴幼儿更多见,四季均可发生,夏秋多见。中医认为外感、内伤均可引起泄泻。

【临床表现】

　　(1)本病常有乳食不节、饮食不洁或外感史,继而出现大便次数增多,每日 3～5 次或多达数十次以上,色淡黄,或如蛋花汤样,或色褐而臭,或夹有不消化的乳食,可伴有恶心、呕吐、腹痛、发热、口渴等症。

　　(2)重者腹泻及呕吐较严重者,可见小便短少,体温升高,烦渴神萎,皮肤干瘪,囟门凹陷,目眶下陷,啼哭无泪,口唇樱红,呼吸深长,腹胀等症状。

（3）重症腹泻有脱水、酸碱平衡失调及电解质紊乱。

【辨证分型】

内伤饮食　脘腹胀满作痛，痛而拒按，痛后欲泻，泻后痛减，大便酸臭如败卵，夹有不消化的食物残渣或奶瓣，不思饮食或伴呕吐，夜卧不安。舌苔厚腻或微黄，指纹紫滞。

寒湿泻　大便清稀多沫或清水色绿，气味微腥不臭，肠鸣腹痛，面色淡白，口不渴，小便清长。舌淡苔白，指纹淡红。

湿热泻　腹痛即泻，泻时暴注下迫，泻下黄水臭秽或见少许粘液，肛门灼热，小便赤涩，或伴身热，心烦口渴。舌红苔黄腻，指纹紫红。

脾虚泻　久泻不愈，反复发作，水谷不化，夹有未消化的食物残渣或奶瓣，食后即泻，面黄肌瘦，少气懒言，神疲乏力，腹胀食少。舌淡苔薄，指纹暗淡。

惊泻　多发于暴受惊恐后，大便稀绿质粘，夹有大量未消化的食物，哭闹不停，惊惕不安，心烦神乱，夜寐不安，印堂、山根色青或口鼻周围色青。舌质正常，指纹青。

【治疗常用手法】

补脾经　患儿仰卧位，术者站于其侧方，一手扶住患儿的前臂，另一手以拇指罗纹面在其拇指末节罗纹面上做顺时针方向的旋转推动；也可以将患儿拇指屈曲，术者以拇指罗纹面循其拇指桡侧边缘向掌根方向直推，统称"补脾经"，反复操作 100 次（图 405）。

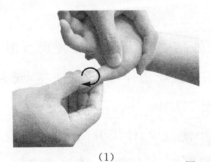
(1)

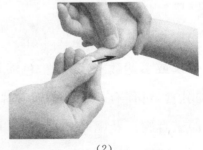
(2)

图 405　补脾经

推大肠 患儿仰卧位,术者站于其侧方,一手扶住患儿的前臂,另一手以拇指罗纹面在患儿示指桡侧缘,自指尖到虎口成一直线进行直推。从示指尖直推向虎口为补,称"补大肠";自虎口直推向示指尖为清,称"清大肠",两者统称"推大肠"。若患儿泄泻因伤于饮食,可用清大肠手法;若是因于脾胃虚弱可用补大肠手法。反复推 200 次(图 406)。

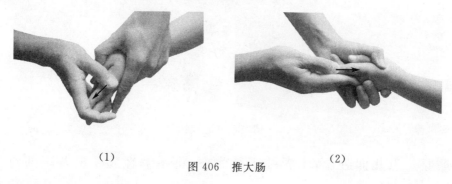

（1）　　　　　　　图 406　推大肠　　　　　（2）

推三关 患儿仰卧位,术者站于其侧方,一手扶住患儿的前臂,另一手以拇指桡侧面或示中指指面沿着患儿前臂桡侧,从患儿的腕部向肘部直推,称为"推三关",反复操作 200 次。在推动的过程中,要注意指面要紧贴患儿的皮肤,压力要适中(图 407)。

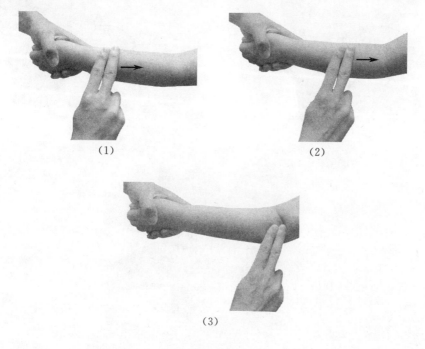

（1）　　　　　　　　　　　　　　　（2）

（3）

图 407　推三关

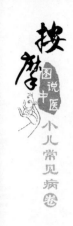

揉中脘　患儿仰卧位,术者站于其侧方,将手掌轻放于患儿中脘穴(脐上4寸,位于剑突与脐连线的中点),沉肩垂肘,以前臂带动腕,顺时针、逆时针间隔反复操作,各100下。随患儿呼吸节律按揉,用力宜轻不宜重,速度宜缓不宜急(图408)。

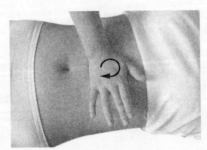

图 408　揉中脘

摩腹　患儿仰卧位,术者站于其侧方,将手掌轻放于患儿腹部,沉肩垂肘,以前臂带动腕,按照左上腹、右上腹、右下腹、左下腹的顺序做环形而有节律的抚摩约5分钟。用力宜轻不宜重,速度宜缓不宜急。还可在摩腹之前在患儿腹部涂上适量滑石粉,以免摩腹过程中损伤患儿皮肤(图409)。

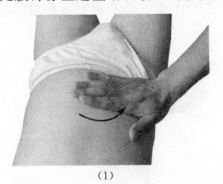

(1)

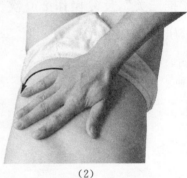

(2)

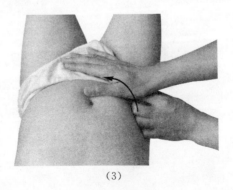

(3)

图 409　摩腹

推上七节骨　患儿俯卧位,术者站于其侧方,以双手拇指桡侧缘从患儿尾椎自下而上直推到第 4 腰椎处为"推上七节骨",操作 50 次。注意要紧贴患儿腰部皮肤,压力适中;动作要连续,速度要均匀且要沿直线往返操作,不可歪斜(图 410)。

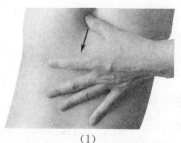
(1)

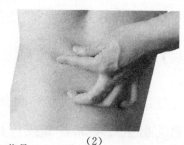
(2)

图 410　推上七节骨

捏脊　患儿俯卧位,术者双手示指抵于背脊之上,再以两手拇指伸向示指前方,合力挟住肌肉,捏起,采用示指向前拇指后退之翻卷动作,二手交替向前移动。自长强穴(尾骨端下,当尾骨端与肛门连线中点处)起一直捏到大椎穴(后正中线上,第 7 颈椎棘突下凹陷中)为 1 次,如此反复操作 5～6 次。注意要直线捏,所捏皮肤的厚、薄、松、紧应适宜,捏拿速度要适中,动作轻快柔和,避免肌肤从手指尖滑脱(图 411)。

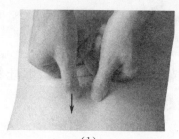
(1)

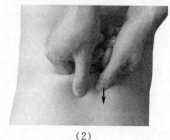
(2)

图 411　捏脊

📝 **小 贴 示**

①饮食宜清淡、易消化。

②注意保暖、避免受凉。

③腹泻严重者,应禁食 6～12 小时,好转后再逐渐恢复正常饮食。

④必要时进行输液等治疗。

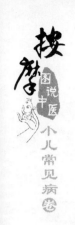

 先天性巨结肠

先天性巨结肠是最常见的消化道发育畸形之一,临床表现为部分性或完全性肠梗阻。属于中医学"腹痛"的范畴。

【临床表现】

(1)反复出现顽固性便秘和腹部鼓胀的症状。

(2)患儿出生后便无胎粪或仅排出少量胎粪,出现急性腹胀,腹部隆起,可见肠型。病情可逐渐加重,病程长者可出现腹泻,患儿发育较差,消瘦、贫血。

(3)并发小肠结肠炎时,可出现腹泻、发热、呕吐及脱水。

(4)听诊肠鸣音存在或减少,偶可闻及肠鸣音亢进;叩诊呈鼓音。肛门指诊可排出大量粪便和气体。腹部 X 片显示低位肠梗阻征象。

【辨证分型】

感受寒邪 腹痛急暴,喜温喜按,得暖则舒,遇冷加剧,伴发热恶寒,大便溏薄,小便清长,呕吐,泄泻。舌淡红,苔薄白,指纹青紫。

饮食积滞 腹胀疼痛,痛而拒按,曲腰捧腹哭闹,嗳腐泛酸,呕吐物臭秽,大便秘结或溏薄,矢气则舒,泻后痛减,大便酸臭。苔白腻,指纹沉滞。

【治疗常用手法】

掐合谷 患儿抱坐位或仰卧位,术者站于其侧方,一手扶住患儿的前臂,另一手以拇指指甲掐揉患儿合谷穴(在手背第 1、2 掌骨间,第 2 掌骨桡侧中点处)3~5 分钟(图 412)。

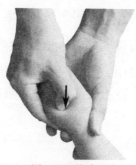

图 412　掐合谷

补脾经　患儿仰卧位,术者站于其侧方,一手扶住患儿的前臂,另一手以拇指罗纹面在其拇指末节罗纹面上做顺时针方向的旋转推动;也可以将患儿拇指屈曲,术者以拇指罗纹面循患儿拇指桡侧边缘向掌根方向直推,统称"补脾经",反复操作 100 次(图 413)。

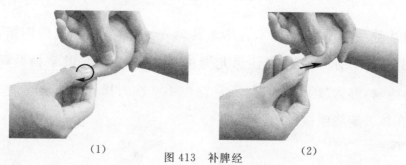

（1）　　　　　　图 413　补脾经　　　　　　（2）

推大肠　患儿仰卧位,术者站于其侧方,一手扶住患儿的前臂,另一手以拇指罗纹面在其示指桡侧缘,自指尖到虎口成一直线进行直推。从示指尖直推向虎口为补,称"补大肠";自虎口直推向示指尖为清,称"清大肠",两者统称"推大肠"。若患儿泄泻因伤于饮食,可用清大肠手法;若是因于脾胃虚弱可用补大肠手法。反复推 200 次(图 414,图 415)。

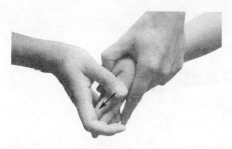

图 414　清大肠

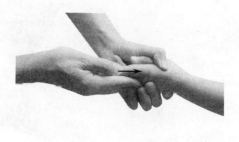

图 415　补大肠

退六腑　患儿仰卧位,术者站于其侧方,一手扶住患儿的前臂,另一手以拇指或示中指指面沿着患儿前臂尺侧,从肘部向腕部直推,称为"退六腑",反复操作 200 次。在推动的过程中,要注意指面要紧贴患儿的皮肤,压力要适中(图 416)。

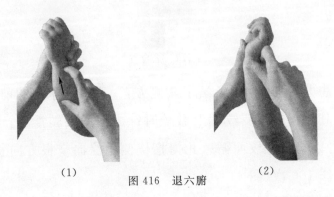

(1)　　　　图 416　退六腑　　　　(2)

运内八卦　患儿仰卧位,术者站于其侧方,一手扶住患儿的四指,使其掌心向上,另一手以示中二指夹住患儿拇指,并以拇指端自其掌根处顺时针方向做环形推动,称为"运内八卦",反复操作 100 次。操作时宜轻不宜重,宜缓不宜急,在体表旋绕摩擦推动(图 417)。

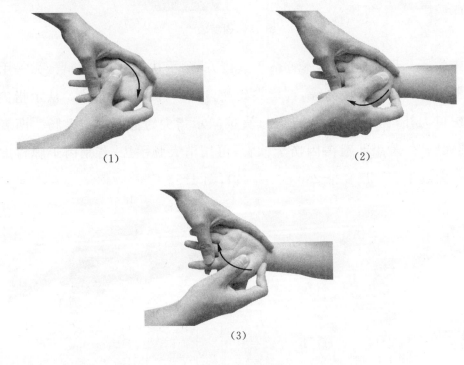

(1)　　　　　　　　(2)

(3)

图 417　运内八卦

摩腹 患儿仰卧位,术者站于其侧方,将手掌轻放于患儿腹部,沉肩垂肘,以前臂带动腕,按照左上腹、右上腹、右下腹、左下腹的顺序做环形而有节律的抚摩约5分钟。用力宜轻不宜重,速度宜缓不宜急。摩腹之前可在患儿腹部涂上适量滑石粉,以免摩腹过程中损伤患儿皮肤(图418)。

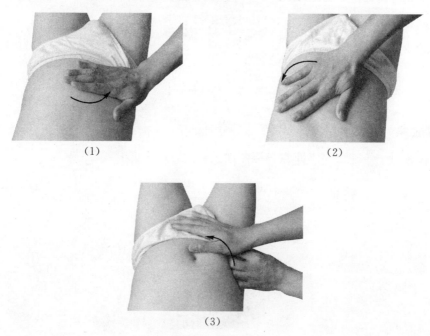

图418 摩腹

分推腹阴阳 患儿仰卧位,术者站于其侧,行分推腹阴阳5分钟。施术时双手拇指桡侧缘沿肋弓角边缘或自中脘至脐,向两旁分推至两侧的腋中线,称"分推胸腹阴阳"。注意着力部位应紧贴皮肤,压力适中,做到轻而不浮,重而不滞。还可以用适量滑石粉以减少操作中对皮肤的摩擦(图419)。

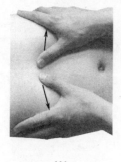

(1)

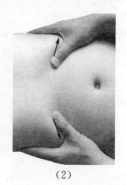

(2)

189

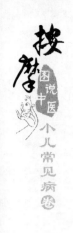

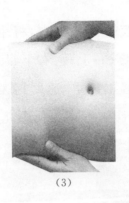

（3）

图 419　分推腹阴阳

拿肚角　患儿仰卧位，术者站于其侧方，以拇指、示指、中指三指在肚角穴（脐下 2 寸，旁开 2 寸）处拿 5～8 次（图 420）。

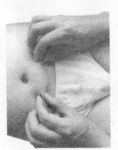

图 420　拿肚角

捏脊　患儿俯卧位，术者双手示指抵于背脊之上，再以两手拇指伸向示指前方，合力挟住肌肉，捏起，采用示指向前拇指后退之翻卷动作，二手交替向前移动。自长强穴（尾骨端下，当尾骨端与肛门连线中点处）起一直捏到大椎穴（后正中线上，第 7 颈椎棘突下凹陷中）为 1 次，如此反复操作 5～6 次。注意要直线捏，所捏皮肤的厚、薄、松、紧应适宜，捏拿速度要适中，动作轻快柔和，避免肌肤从手指尖滑脱（图 421）。

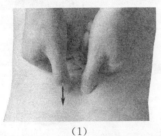

（1）

图 421　捏脊

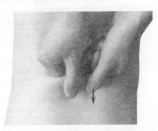

（2）

推下七节骨　患儿俯卧位,术者站于其侧方,以双手拇指桡侧缘从患儿第4腰椎自上而下直推到尾椎处为"推下七节骨",操作100次。注意要紧贴患儿腰部皮肤,压力适中;动作要连续,速度要均匀且要沿直线往返操作,不可歪斜(图422)。

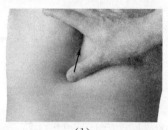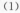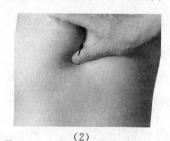

(1)　　　　　　　　　　图422　推下七节骨　　　　　　　　(2)

揉足三里　患儿仰卧位,术者站于其侧方,以一手拇指于患儿足三里穴(小腿前外侧,髌骨与髌韧带外侧凹陷下三寸,距胫骨前缘一横指)穴上,施以点揉法5分钟。施术时以拇指指端吸定于足三里穴上,以肢体的近端带动远端作带动深层组织的小幅度环旋揉动,压力要均匀,动作要协调有节律(图423)。

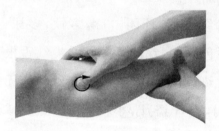

图423　揉足三里

小　贴　示

推拿治疗无效者,应及时进行手术治疗。

小儿暑热症

暑热症是婴幼儿时期一种常见的季节性疾病,以入夏后长期发热,口渴

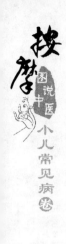

多饮,多尿,汗闭为特征,因其发病于夏季,故又称小儿夏季热。

【临床表现】

(1)该病主要发生在盛夏时节,好发于2～5岁的体弱儿童。

(2)以入夏以后,长期发热,口渴多饮,多尿,汗闭为特征。体温可高达38～40℃,一般午后较高,清晨较低;且体温与气候有密切关系,天气愈热,体温愈高,天气转凉,体温亦随之下降。

(3)病程可长达二三个月,甚至更长,但在秋凉后症状能自行消退,在发病期如无其他兼证,一般预后良好。

(4)体征及实验室检查无特殊异常。

【辨证分型】

初期兼表证　恶寒发热,无汗,头痛项强,口渴多饮,尿多,伴鼻塞,流涕,咳嗽,喉氧,咽喉红肿疼痛。舌淡红,苔薄白,指纹浮紫。

中期伤气　发热持续不退,汗闭,口渴多饮,多尿,少气乏力,精神欠佳,烦躁不安,啼哭不止,面色潮红,食欲不振。舌尖红舌根黄,指纹淡紫。

后期气阴两虚　发热持久不退,精神疲乏,少气无力,精神不振,面色㿠白少华,烦躁不安,口渴,自汗盗汗,小便量多,食欲减退,大便溏薄,小便黄赤。舌红绛少津,指纹鲜红。

【治疗常用手法】

拿揉风池　患儿坐位,术者站于其后方,一手扶住患儿前额,另一手以拇、示二指罗纹面相对用力拿揉患儿风池穴(颈后枕骨下,胸锁乳突肌与斜方肌三角凹陷中),反复操作2分钟。注意本法操作时不可过度用力,以免引起小儿不适(图424)。

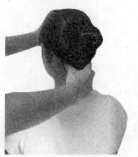

图 424　拿揉风池

清天河水　患儿仰卧位,术者站于其侧方,一手扶住患儿的前臂,另一手以示指、中指罗纹面沿着患儿前臂正中自腕推向肘部,称为"清天河水",反复操作 100 次。注意应沿着直线推动,着力部位要紧贴皮肤,压力适中,做到轻而不浮,重而不滞(图 425)。

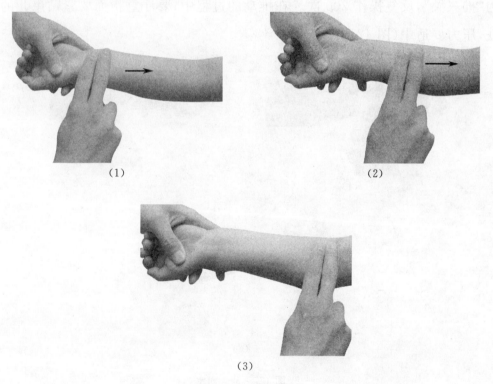

(1)　　　　　　　　　　(2)

(3)

图 425　清天河水

退六腑　患儿仰卧位,术者站于其侧方,一手扶住患儿的前臂,另一手以拇指或示中指指面沿着患儿前臂尺侧,从患儿的肘部向腕部直推,称为"退六腑",反复操作 200 次。在推动的过程中,要注意指面要紧贴患儿的皮肤,压力

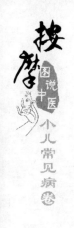

要适中(图 426)。

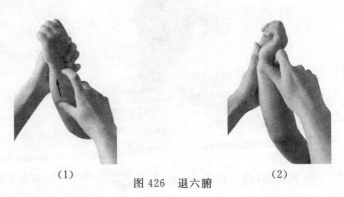

(1)　　　　　　　　　　　　(2)

图 426　退六腑

推三关　患儿仰卧位,术者站于其侧方,一手扶住患儿的前臂,另一手以拇指桡侧面或示中指指面沿着患儿前臂桡侧,从患儿的腕部向肘部直推,称为"推三关",反复操作 200 次。在推动的过程中,要注意指面要紧贴患儿的皮肤,压力要适中(图 427)。

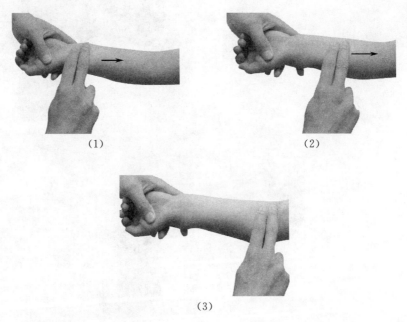

(1)　　　　　　　　　　　　(2)

(3)

图 427　清天河水

捏脊　患儿俯卧位,术者双手示指抵于背脊之上,再以两手拇指伸向示指前方,合力挟住肌肉,捏起,采用示指向前拇指后退之翻卷动作,二手交替向前移动。自长强穴(尾骨端下,当尾骨端与肛门连线中点处)起一直捏到大椎穴(后正中线上,第 7 颈椎棘突下凹陷中)为 1 次,如此反复操作 5～6 次。

注意要直线捏,所捏皮肤的厚、薄、松、紧应适宜,捏拿速度要适中,动作轻快柔和,避免肌肤从手指尖滑脱(图428)。

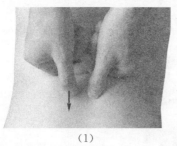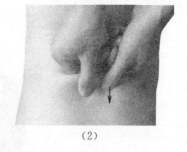

(1)　　　　　　　　图428　捏脊　　　　　　　(2)

◎初期兼表证者配伍手法

开天门　患儿仰卧位,术者坐于其头前,用两手拇指指腹着力于前额,自印堂(眉心)至神庭(印堂之上,入前发际0.5寸)做抹法,称为"开天门",连续做30～50次。施术时以拇指的近端带动远端,做上下或左右的单方向移动,其余四指置于头的两侧相对固定(图429)。

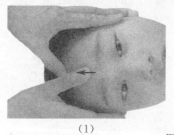

(1)　　　　　　　　图429　开天门　　　　　　(2)

推坎宫　患儿仰卧位,术者坐于其头前,用两手拇指的桡侧面着力于前额,自眉心向眉梢做分推,称为"推坎宫",连续做30～50次。做此法的时候要注意压力始终,做到轻而不浮,重而不滞,方向要正确(图430)。

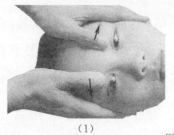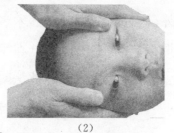

(1)　　　　　　　　图430　推坎宫　　　　　　(2)

揉太阳　患儿仰卧位,术者坐于其头前,将两拇指罗纹面紧贴于患儿头

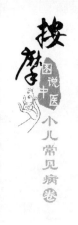

部两侧太阳穴(在眉眼后凹陷中)处做环旋揉动,其余四指轻扶于患儿脑后,称为"揉太阳",反复揉2分钟。揉动时压力要均匀,动作要协调有节律。此法可以减轻感冒头痛(图431)。

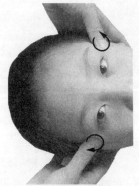

图431　揉太阳

清肺经　患儿仰卧位,术者站于其侧方,一手扶住患儿的前臂,另一手以拇指罗纹面从患儿无名指末节罗纹面向其指根方向直推,称为"清肺经",反复操作100次。注意做推法时力量要均匀,着力部位要紧贴患儿皮肤沿直线推(图432)。

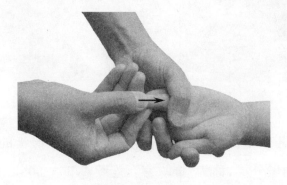

图432　清肺经

揉外劳宫　患儿仰卧位,术者站在患儿的侧方,一手扶住患儿的前臂,另一手以拇指端在患儿外劳宫(在手背侧,第1、2掌骨之间,掌指关节后0.5寸处)穴上环旋揉动300次。此法对于风寒感冒效果较好(图433)。

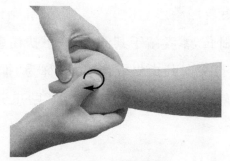

图 433　揉外劳宫

◎**伤气者配伍手法**

补脾经　患儿仰卧位,术者站于其侧方,一手扶住患儿的前臂,另一手以拇指罗纹面在其拇指末节罗纹面上做顺时针方向的旋转推动;也可以将患儿拇指屈曲,术者以拇指罗纹面循其拇指桡侧边缘向掌根方向直推,统称"补脾经",反复操作 100 次(图 434)。

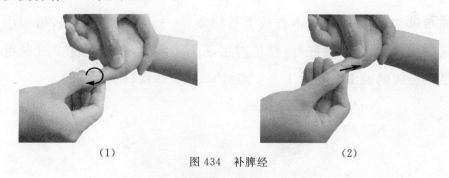

(1)　　　　　　　　　　图 434　补脾经　　　　　　　　　　(2)

揉中脘　患儿仰卧位,术者站于其侧方,将手掌轻放于患儿中脘穴(脐上4 寸,位于剑突与脐连线的中点),沉肩垂肘,以前臂带动腕,顺时针、逆时针间隔反复操作,各 100 下。用力宜轻不宜重,速度宜缓不宜急,随患儿呼吸节律按揉(图 435)。

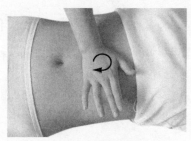

图 435　揉中脘

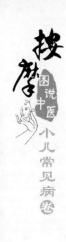

◎伤阴者配伍手法

推肾经 患儿仰卧位,术者站于其侧方,一手扶住患儿的前臂,另一手以拇指罗纹面从其小指指尖向其指根方向直推,称为"推肾经",反复操作100次。注意做推法时力量要均匀,着力部位要紧贴患儿皮肤,沿直线推(图436)。

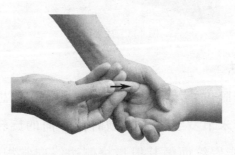

图436 推肾经

揉涌泉 患儿仰卧位,术者站于其侧方,一手托住患儿足跟,另一手以拇指罗纹面揉其涌泉穴(足底部,卷足时足前部凹陷处,约当足底2、3趾趾缝纹头与足跟连线的前1/3与后1/3交点处)50~100次(图437)。

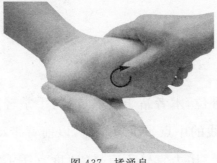

图437 揉涌泉

◎惊掣者配伍手法

清心经 患儿仰卧位,术者站于其侧方,一手扶住患儿的前臂,另一手以拇指罗纹面从其中指末节罗纹面向指根方向直推,称为"清心经",反复操作200次(图438)。

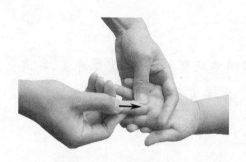

图 438　清心经

清肝经　患儿抱坐位或仰卧位，术者站于其侧方，一手扶住患儿的前臂，另一手以拇指罗纹面从其示指末节罗纹面向指根方向直推，称为"清肝经"，反复操作 100 次（图 439）。

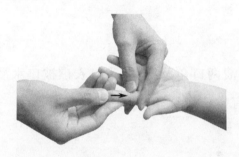

图 439　清肝经

揉小天心　患儿仰卧位，术者站于其侧方，一手托住患儿的前臂，使其掌心向上，另一手以拇指罗纹面在其手掌大小鱼际交界的凹陷处按揉为"揉小天心"，反复操作 300 次。注意用力均匀，力度适中，以患儿可以忍受为度（图440）。

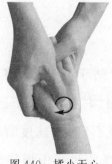

图 440　揉小天心

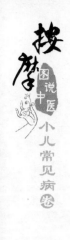

小 贴 示

①治疗期间要多喝水或新鲜果汁,饮食清淡、易消化。

②也可用金银花、杭菊花煎汤代茶饮,可解暑热。

小儿流涎

小儿流涎.通常称流口水,是指小儿口涎(口水)不自觉地从口角流出,渍于口周。本症一般见于3岁以内的小儿。

【临床表现】

(1)经常流涎,浸渍两口角及胸前,胸口衣襟被口水浸润而常湿。

(2)口唇周围每有发疹潮红。

【辨证分型】

脾胃实热 口角流涎,甚则口角红肿溃烂,口涎稠粘味臭,口渴喜饮冷水,大便臭秽或干结,小便短赤,面赤唇红。舌质红,苔黄,指纹紫。

脾胃虚寒 口角流涎,食欲不振,面色无华色白,唇舌色淡,大便溏薄,小便清长。舌淡或胖大,指纹青紫。

【治疗常用手法】

基本手法:

摩腹 患儿仰卧位,术者站于其侧方,将手掌轻放于患儿腹部,沉肩垂肘,以前臂带动腕,按照左上腹、右上腹、右下腹、左下腹的顺序做环形而有节律的抚摩约5分钟。用力宜轻不宜重,速度宜缓不宜急。摩腹之前可以在患儿腹部涂上适量滑石粉,以免摩腹过程中损伤患儿皮肤(图441)。

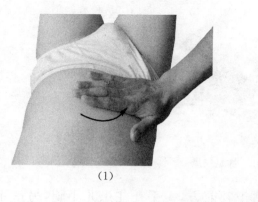

(1)

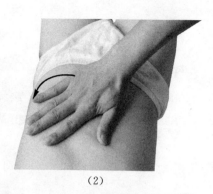

(2)

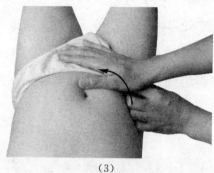

(3)

图 441　摩腹

揉板门　患儿仰卧位,术者站于其侧方,一手扶住患儿的前臂,另一手以拇指罗纹面按揉其手掌大鱼际处往返按揉为"揉板门",反复操作 300 次(图 442)。

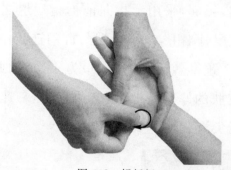

图 442　揉板门

揉足三里　患儿仰卧位,术者站于其侧方,以一手拇指于患儿足三里穴(小腿前外侧,髌骨与髌韧带外侧凹陷下三寸,距胫骨前缘一横指)穴上,施以点揉法 3 分钟。施术时以拇指指端吸定于足三里穴上,以肢体的近端带动远端作带动深层组织的小幅度环旋揉动,压力要均匀,动作要协调有节律(图 443)。

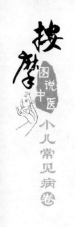

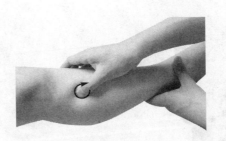

图 443　揉足三里

揉三阴交　患儿正坐位,术者站于其前方,一手托住患儿小腿,另一手拇指点按于患儿内踝上三寸处,即三阴交穴,施以点揉法 3 分钟。术者以拇指指端吸定于三阴交穴上,以肢体的近端带动远端作带动深层组织的小幅度环旋揉动,压力要均匀,动作要协调有节律(图 444)。

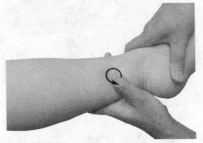

图 444　揉三阴交

捏脊　患儿俯卧位,术者双手示指抵于背脊之上,再以两手拇指伸向示指前方,合力挟住肌肉,捏起,采用示指向前拇指后退之翻卷动作,二手交替向前移动。自长强穴(尾骨端下,当尾骨端与肛门连线中点处)起一直捏到大椎穴(后正中线上,第 7 颈椎棘突下凹陷中)为 1 次,如此反复操作 5～6 次。注意要直线捏,所捏皮肤的厚、薄、松、紧应适宜,捏拿速度要适中,动作轻快柔和,避免肌肤从手指尖滑脱(图 445)。

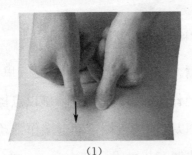

(1)

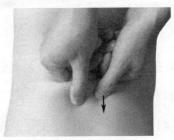

(2)

图 445　捏脊

揉涌泉　患儿仰卧位,术者站于其侧方,一手托住患儿足跟,另一手以拇指罗纹面揉患儿涌泉穴(足底部,卷足时足前部凹陷处,约当足底 2、3 趾趾缝纹头与足跟连线的前 1/3 与后 1/3 交点处)50～100 次(图 446)。

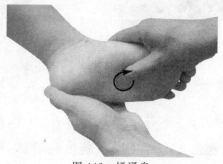

图 446　揉涌泉

脾胃实热配伍手法

清胃经　患儿仰卧位,术者站在患儿的侧方,一手扶住患儿的前臂,另一手以拇指罗纹面在患儿拇指掌侧第一节向指根方向直推,称为"清胃经",反复操作 300 次(图 447)。

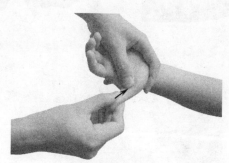

图 447　清胃经

推大肠　患儿仰卧位,术者站于其侧方,一手扶住患儿的前臂,另一手以拇指罗纹面在患儿示指桡侧缘,自指尖到虎口成一直线进行直推。从示指尖直推向虎口为补,称"补大肠";自虎口直推向示指尖为清,称"清大肠",两者统称"推大肠",反复推 200 次。若患儿泄泻因伤于饮食,可用清大肠手法;若是因于脾胃虚弱可用补大肠手法(图 448,图 449)。

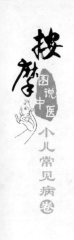

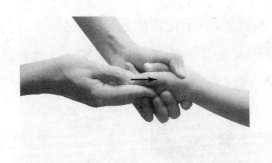

图 448　补大肠

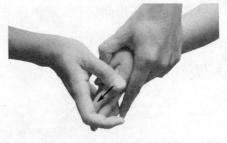

图 449　推大肠

清天河水　患儿仰卧位,术者站于其侧方,一手扶住患儿的前臂,另一手以示指、中指罗纹面沿着患儿前臂正中自腕推向肘部,称为"清天河水",反复操作 100 次。注意应沿着直线推动,着力部位要紧贴皮肤,压力适中,做到轻而不浮,重而不滞(图 450)。

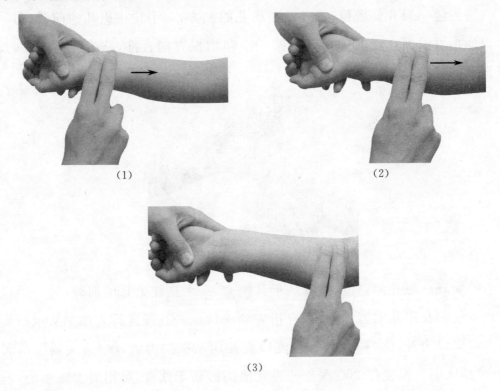

（1）　　　　　　　　　　　（2）

（3）

图 450　清天河水

退六腑　患儿仰卧位,术者站于其侧方,一手扶住患儿的前臂,另一手以拇指或示中指指面沿着患儿前臂尺侧,从患儿的肘部向腕部直推,称为"退六腑",反复操作 200 次。在推动的过程中,要注意指面要紧贴患儿的皮肤,压力要适中。此法对于一切实热证均有效（图451）。

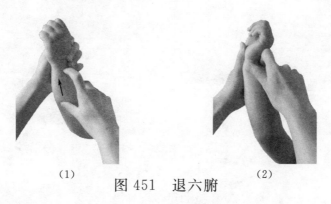

(1)　　图451　退六腑　　(2)

◎脾胃虚寒配伍手法

补脾经　患儿仰卧位,术者站于其侧方,一手扶住患儿的前臂,另一手以拇指罗纹面在其拇指末节罗纹面上做顺时针方向的旋转推动;也可以将患儿拇指屈曲,术者以拇指罗纹面循其拇指桡侧边缘向掌根方向直推,统称"补脾经",反复操作100次（图452）。

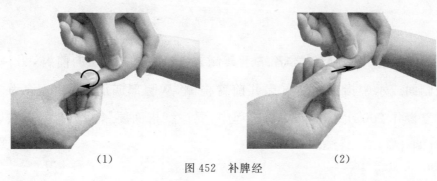

(1)　　图452　补脾经　　(2)

运内八卦　患儿仰卧位,术者站于其侧方,一手扶住患儿的四指,使其掌心向上,另一手以示中二指夹住患儿拇指,并以拇指端自其掌根处顺时针方向做环形推动,称为"运内八卦",反复操作100次。操作时宜轻不宜重,宜缓不宜急,在体表旋绕摩擦推动（图453）。

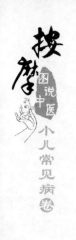

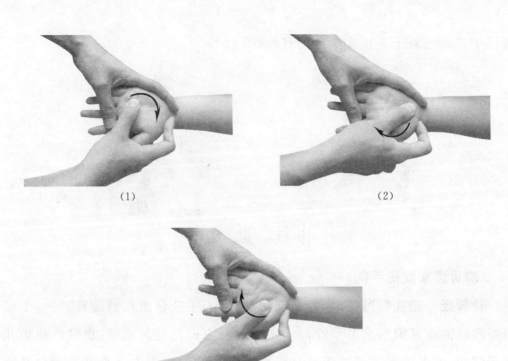

(1)　　　　　　　　　　　　(2)

(3)

图 453　运内八卦

推三关　患儿仰卧位，术者站于其侧方，一手扶住患儿的前臂，另一手以拇指桡侧面或示中指指面沿着患儿前臂桡侧，从腕部向肘部直推，称为"推三关"，反复操作 200 次。在推动的过程中，要注意指面要紧贴患儿的皮肤，压力要适中（图 454）。

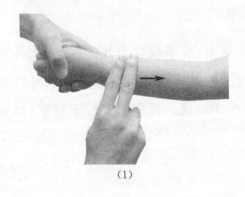
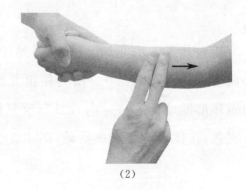

(1)　　　　　　　　　　　　(2)

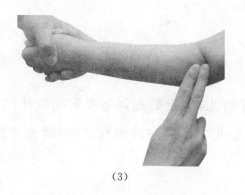

（3）

图 454　推三关

推四横纹　儿童示指、中指、无名指、小指掌侧第一指间关节横纹处称为四横纹。操作此法时患儿仰卧位，术者站于其侧方，一手握住患儿的手掌，使其四指伸直并拢，掌心向上，另一手四指并拢从其示指横纹处推向小指横纹处为"推四横纹"，操作 100 次（图 455）。

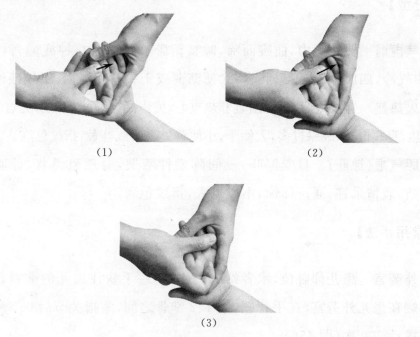

（1）　　　　　　　　　　　（2）

（3）

图 455　推四横纹

📝 **小 贴 示**

注意保持口周清洁，用凉淡盐开水清洗局部，重者加用抗生素治疗。

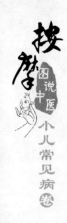

小儿夜啼

夜啼主要见于婴幼儿，是指婴儿每至夜间间歇性的高声啼哭，甚至通宵达旦，而白天如正常小儿一样的一种病症。俗称"夜哭郎"。属中医学之"夜啼"的范畴。

【临床表现】

(1)本病多见于未满月的出生婴儿，或半岁以内的乳婴儿。

(2)日间如常，夜间啼哭，其形式可为间歇，或持续不已甚至通宵达旦，或定时啼哭。

【辨证分型】

脾气虚弱 哭声无力，曲腰而啼，睡喜俯卧，面色青白，神疲懒言，反应迟钝，口中气冷，四肢厥冷，不思乳食，大便溏薄或干。唇舌淡白，指纹淡红。

心火热盛 穿衣太厚，过于温暖邪热攻心，哭声高亢，面红心烦，见灯光啼甚，口中气热，身腹俱暖，眼屎过多，大便干，小便黄。舌尖红苔黄，指纹色红。

心胆气虚(惊吓) 日受惊吓，夜间阵发性啼哭，时现恐惧状，惊叫不安，面色晦暗，表情呆钝，遇声即惊，不欲见人，指纹色青。

【治疗常用手法】

揉外劳宫 患儿仰卧位，术者站于其侧方，一手扶住患儿的前臂，另一手以拇指端在患儿外劳宫(在手背侧，第1、2掌骨之间，掌指关节后0.5寸处)穴上环旋揉动300次(图456)。

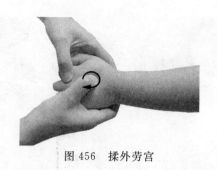

图 456　揉外劳宫

清胃经　患儿仰卧位,术者站于其侧方,一手扶住患儿的前臂,另一手以拇指罗纹面在其拇指掌侧第一节向指根方向直推,称为"清胃经",反复操作 300 次(图 457)。

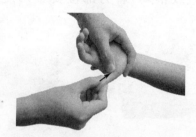

图 457　清胃经

清肝经　患儿抱坐位或仰卧位,术者站于其侧方,一手扶住患儿的前臂,另一手以拇指罗纹面从其示指末节罗纹面向指根方向直推,称为"清肝经",反复操作 100 次(图 458)。

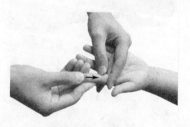

图 458　清肝经

补脾经　患儿仰卧位,术者站于其侧方,一手扶住患儿的前臂,另一手以拇指罗纹面在其拇指末节罗纹面上做顺时针方向的旋转推动;也可以将患儿拇指屈曲,术者以拇指罗纹面循其拇指桡侧边缘向掌根方向直推,统称"补脾经",反复操作 100 次(图 459)。

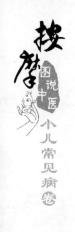

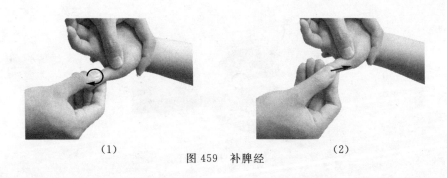

（1）　　　　　　　　　　　　　　（2）

图 459　补脾经

清天河水　患儿仰卧位，术者站于其侧方，一手扶住患儿的前臂，另一手以示指、中指罗纹面沿着其前臂正中自腕推向肘部，称为"清天河水"，反复操作 100 次。注意应沿着直线推动，着力部位要紧贴皮肤，压力适中，做到轻而不浮，重而不滞（图 460）。

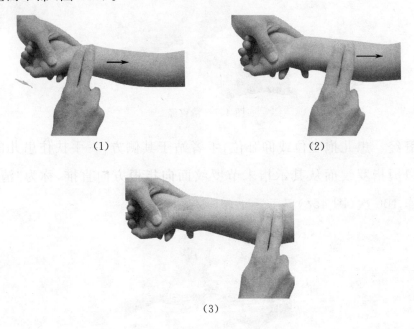

（1）　　　　　　　　　　　　　　（2）

（3）

图 460　清天河水

摩腹　患儿仰卧位，术者站于其侧方，将手掌轻放于患儿腹部，沉肩垂肘，以前臂带动腕，按照左上腹、右上腹、右下腹、左下腹的顺序做环形而有节律的抚摩约 5 分钟。用力宜轻不宜重，速度宜缓不宜急。摩腹之前可以在患儿腹部涂上适量滑石粉，以免摩腹过程中损伤患儿皮肤（图 461）。

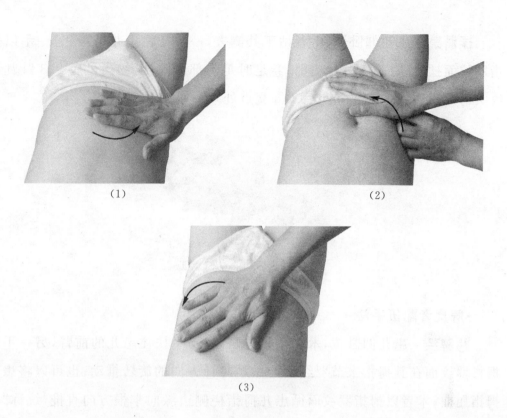

（1）　　　　　　　　　　　　　　　（2）

（3）

图 461　摩腹

捏脊　患儿俯卧位,术者双手示指抵于背脊之上,再以两手拇指伸向示指前方,合力挟住肌肉,捏起,采用示指向前拇指后退之翻卷动作,二手交替向前移动。自长强穴(尾骨端下,当尾骨端与肛门连线中点处)起一直捏到大椎穴(后正中线上,第 7 颈椎棘突下凹陷中)为 1 次,如此反复操作 5~6 次。注意要直线捏,所捏皮肤的厚、薄、松、紧应适宜,捏拿速度要适中,动作轻快柔和,避免肌肤从手指尖滑脱(图 462)。

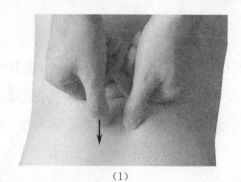
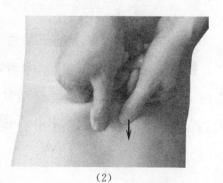

（1）　　　　　　　　　　　　　　　（2）

图 462　捏脊

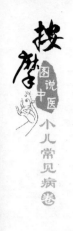

揉涌泉 患儿仰卧位,术者站于其侧方,一手托住患儿足跟,另一手以拇指罗纹面揉患儿涌泉穴(足底部,卷足时足前部凹陷处,约当足底 2、3 趾趾缝纹头与足跟连线的前 1/3 与后 1/3 交点处)50～100 次(图 463)。

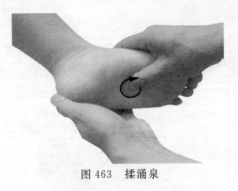

图 463　揉涌泉

●脾虚者配伍手法

补脾经 患儿仰卧位,术者站于其侧方,一手扶住患儿的前臂,另一手以拇指罗纹面在其拇指末节罗纹面上做顺时针方向的旋转推动;也可以将患儿拇指屈曲,术者以拇指罗纹面循患儿拇指桡侧边缘向掌根方向直推,统称"补脾经",反复操作 100 次(图 464)。

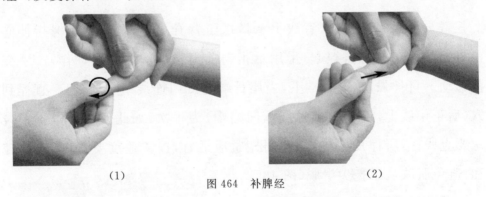

(1)　　　　　　　　　图 464　补脾经　　　　　　　　　(2)

●心热及易受惊吓者配伍手法

揉小天心 患儿仰卧位,术者站于其侧方,一手托住患儿的前臂,使其掌心向上,另一手以拇指罗纹面在其手掌大小鱼际交界的凹陷处按揉为"揉小天心",操作 300 次。注意用力均匀,力度适中,以患儿可以忍受为度(图465)。

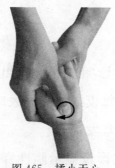

图 465　揉小天心

清心经　患儿仰卧位，术者站于其侧方，一手扶住患儿的前臂，另一手以拇指罗纹面从其中指末节罗纹面向指根方向直推，称为"清心经"，反复操作100次（图 466）。

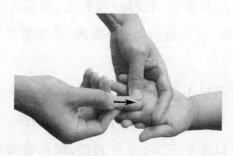

图 466　清心经

 小 贴 示

保持室内安静；喂食不可过饱，衣着不要过暖；乳母勿食辛辣之物。

小儿遗尿

遗尿是指 5 岁以上的小儿在睡眠中不知不觉地将小便尿在床上，又称"尿床"。一般分器质性遗尿和功能性遗尿两类，后者占绝大多数，前者以脊柱裂最常见。属中医学"遗尿"范畴。病因病机为肾气亏虚，下元不固或脾肺气虚，中气下陷或肝经湿热，下注膀胱。

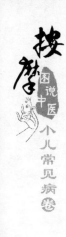

【临床表现】

（1）发病年龄在3周岁以上，寐中小便自出，醒后方觉。

（2）睡眠较深，不易唤醒，每夜或隔几天尿床一次，甚则每夜尿床数次。

（3）尿常规及尿培养无异常发现。

（4）部分患儿腰骶部X线影像显示隐性脊柱裂，泌尿系X线造影可见其结构异常。

【辨证分型】

肾气不足　睡中经常遗尿，有时一夜数次，醒后方觉，面色少华，头发稀疏，智力欠佳，精神萎靡，反应迟钝，大便溏薄，小便清长。舌暗淡，苔薄，指纹沉而暗红。

肺脾气虚　尿频而量不多，经常小便自遗，神疲乏力，少气懒言，身体消瘦，纳呆食少，大便无力而溏，自汗。舌淡或胖大，苔薄白，指纹淡红。

肝经湿热　遗尿但尿量不多，尿味腥臊，尿色黄短赤，性情急躁易怒，或夜间梦语磨牙，口角糜烂，唇红面赤。舌红，苔黄腻，指纹色红。

【治疗常用手法】

补脾经　患儿仰卧位，术者站于其侧方，一手扶住患儿的前臂，另一手以拇指罗纹面在其拇指末节罗纹面上做顺时针方向的旋转推动；也可以将患儿拇指屈曲，术者以拇指罗纹面循其拇指桡侧边缘向掌根方向直推，统称"补脾经"，反复操作100次（图467）。

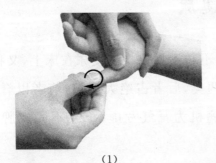

　　　　(1)　　　　　　　　　　　　　　　　　(2)
图 467　补脾经

推肾经　患儿仰卧位,术者站于其侧方,一手扶住患儿的前臂,另一手以拇指罗纹面从其小指指尖向其指根方向直推,称为"推肾经",反复操作200次(图468)。

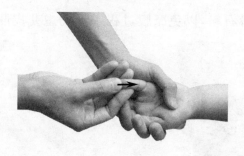

图 468　推肾经

推三关　患儿仰卧位,术者站于其侧方,一手扶住患儿的前臂,另一手以拇指桡侧面或示中指指面沿着患儿前臂桡侧,从的腕部向肘部直推,称为"推三关",反复操作200次。在推动的过程中,要注意指面要紧贴患儿的皮肤,压力要适中(图469)。

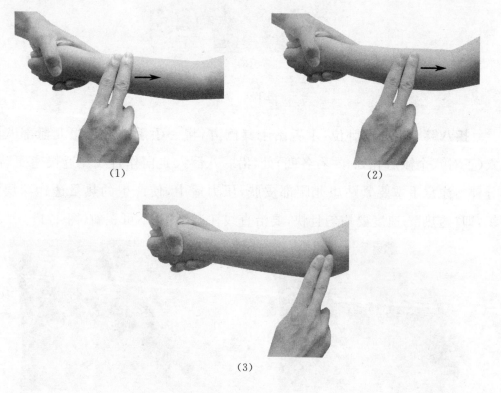

(1)

(2)

(3)

图 469　推三关

摩腹　患儿仰卧位,术者站于其侧方,将手掌轻放于患儿腹部,沉肩垂肘,以前臂带动腕,按照左上腹、右上腹、右下腹、左下腹的顺序做环形而有节律的抚摩约5分钟。用力宜轻不宜重,速度宜缓不宜急。还可在摩腹之前在患儿腹部涂上适量滑石粉,以免摩腹过程中损伤患儿皮肤(图470)。

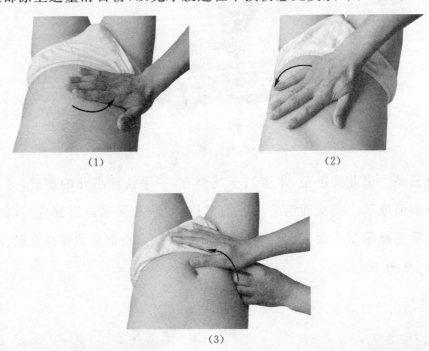

(1)　　　　　　　　　　(2)

(3)

图470　摩腹

擦八髎　患儿俯卧位,术者站于其侧方,将一手手掌放于患儿骶部八髎穴(正对八个骶后孔处,左右各四)处,沿着八髎穴走向作直线往返快速擦动3分钟。注意手掌要紧贴患儿腰部皮肤,压力适中,使产生的热量透达深层组织,即"透热";速度要均匀且快,要沿直线往返操作,不可歪斜(图471)。

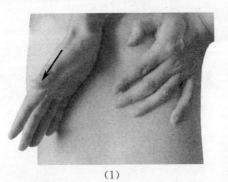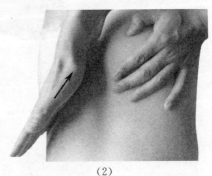

(1)　　　　　　　　　　(2)

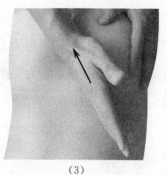
（3）

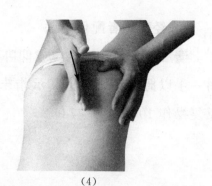
（4）

图 471　擦八髎

揉三阴交　患儿正坐位,术者站于其前方,一手托住患儿小腿,另一手拇指点按于其内踝上三寸处,即三阴交穴,施以点揉法 3 分钟。术者以拇指指端吸定于三阴交穴上,以肢体的近端带动远端作带动深层组织的小幅度的环旋揉动,压力要均匀,动作要协调有节律(图 472)。

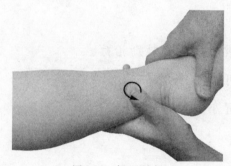
图 472　揉三阴交

揉涌泉　患儿仰卧位,术者站于其侧方,一手托住患儿足跟,另一手以拇指罗纹面揉其涌泉穴(足底部,卷足时足前部凹陷处,约当足底 2、3 趾趾缝纹头与足跟连线的前 1/3 与后 1/3 交点处)50～100 次(图 473)。

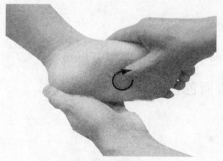
图 473　揉涌泉

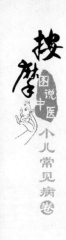

● 肝经湿热者配伍手法

清肝经 患儿抱坐位或仰卧位,术者站于其侧方,一手扶住患儿的前臂,另一手以拇指罗纹面从其示指末节罗纹面向指根方向直推,称为"清肝经",反复操作100次(图474)。

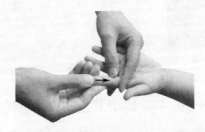

图474 清肝经

 小 贴 示

①治疗期间还可服用蜂王浆辅助治疗。

②配合针灸治疗可加强疗效。

③夜间应定时叫醒小儿,嘱其排尿。

小儿腹痛

腹痛是小儿常见的一种病症,指胃脘以下、脐两旁及耻骨以上部位发生的疼痛。

【临床表现】◆

(1)患儿腹痛发作时,可见哭声尖锐及呻吟。

(2)腹肌紧张,重者面色苍白,出虚汗,精神差。

【辨证分型】◆

感受寒邪 腹痛急暴,喜温喜按,得暖则舒,遇冷则腹痛加剧,四肢怕冷,常伴发热恶寒,大呕吐,泄泻,便溏薄,小便清长。舌质淡,苔薄白,指纹青紫或浮红。

饮食积滞　腹胀疼痛,曲腰捧腹啼哭,疼痛拒按,呕吐,嗳腐泛酸,痛无定处,大便秘结或溏泻,矢气则舒,泻后痛减,大便酸腐。舌苔白厚腻,指纹紫滞。

虚寒腹痛　腹痛隐隐,喜温喜按,面色无华或萎黄,形体消瘦,食欲不振,大便稀薄,小便清长。舌淡或胖大,苔薄白,指纹淡红。

虫积腹痛　突然发作性腹痛,脐周为甚,时作时止,痛时高声啼哭不止,腹部有时可摸到蠕动之块状物,时隐时现,面黄肌瘦,有便虫史,嗜食异物,如有蛔虫窜行于胆道则痛如钻顶,口吐清涎或伴呕吐,指纹青紫。

【治疗常用手法】

补脾经　患儿仰卧位,术者站于其侧方,一手扶住患儿的前臂,另一手以拇指罗纹面在其拇指末节罗纹面上做顺时针方向的旋转推动;也可以将患儿拇指屈曲,术者以拇指罗纹面循其拇指桡侧边缘向掌根方向直推,统称"补脾经",反复操作100次(图475)。

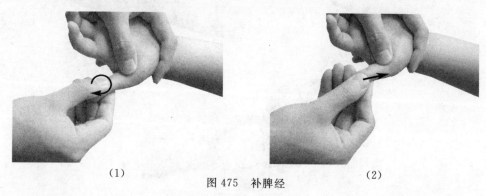

(1)　　　　　　图 475　补脾经　　　　　　(2)

清大肠　患儿仰卧位,术者站于其侧方,一手扶住患儿的前臂,另一手以拇指罗纹面在其示指桡侧缘,自虎口向示指尖直推,称为"清大肠",推100次(图476)。

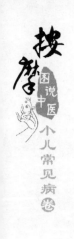

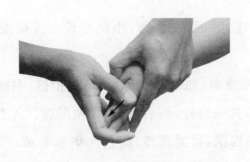

图 476　清大肠

运内八卦　患儿仰卧位,术者站于其侧方,一手扶住患儿的四指,使其掌心向上,另一手以示中二指夹住患儿拇指,并以拇指端自其掌根处顺时针方向做环形推动,称为"运内八卦",反复操作 100 次。操作时宜轻不宜重,宜缓不宜急,在体表旋绕摩擦推动(图 477)。

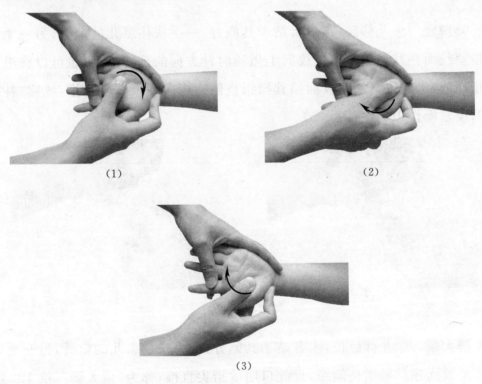

(1)　　　　　　　　　　　(2)

(3)

图 477　运内八卦

拿肚角　患儿仰卧位,术者站于其侧方,以双手拇指、示指、中指三指向肚角穴(脐下 2 寸,旁开 2 寸)处拿 5~8 次(图 478)。

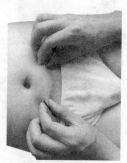

图 478 拿肚角

揉中脘 患儿仰卧位,术者站于其侧方,将手掌轻放于患儿中脘穴(脐上4寸,位于剑突与脐连线的中点),沉肩垂肘,以前臂带动腕,顺时针、逆时针间隔反复操作,各 100 下。用力宜轻不宜重,速度宜缓不宜急,随患儿呼吸节律按揉(图 479)。

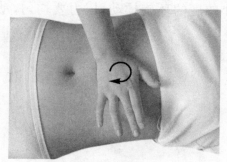

图 479 揉中脘

摩腹 患儿仰卧位,术者站于其侧方,将手掌轻放于患儿腹部,沉肩垂肘,以前臂带动腕,按照左上腹、右上腹、右下腹、左下腹的顺序做环形而有节律的抚摩约 5 分钟。用力宜轻不宜重,速度宜缓不宜急。还可在摩腹之前在患儿腹部涂上适量滑石粉,以免摩腹过程中损伤患儿皮肤(图 480)。

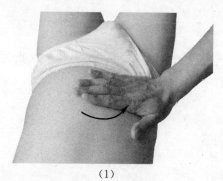

(1)

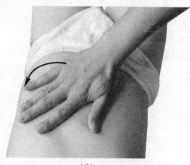

(2)

下篇 图说小儿常见病按摩治疗

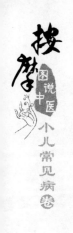

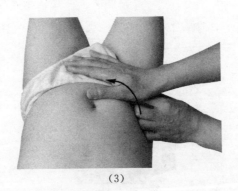

（3）

图 480 摩腹

揉足三里 患儿仰卧位,术者站于其侧方,以一手拇指于患儿足三里穴（小腿前外侧,髌骨与髌韧带外侧凹陷下三寸,距胫骨前缘一横指）穴上,施以点揉法 3 分钟。施术时以拇指指端吸定于足三里穴上,以肢体的近端带动远端作带动深层组织作小幅度的环旋揉动,压力要均匀,动作要协调有节律（图481）。

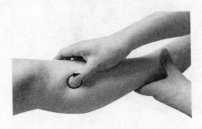

图 481 揉足三里

📝 **小 贴 示**

①切忌暴饮暴食,忌食生冷。

②注意小儿腹部保暖。

③注意鉴别腹痛的原因,排除外科急腹症;对于蛔虫性腹痛,痛止后要驱蛔。

小儿癃闭是以排尿困难,甚则小便闭塞不通为主证的一种儿科病证。小便不利,点滴短少,病势较缓者称为癃;小便不通,欲解不出,病势较急者为闭,临床上统称为癃闭。现代医学称"小儿尿潴留"。

【临床表现】

(1)小腹胀满疼痛,有强烈尿意,而小便不得排出。

(2)严重者大便不畅,口渴不欲饮。

【辨证分型】

湿热下注,水道闭塞 小腹胀满疼痛,尿意强烈,而小便不得排出,伴大便不畅,渴不欲饮,呼吸急促。舌红,苔根部黄腻,指纹紫红。

肾阳不足,命门火衰 小便不通或点滴不畅,排出无力,面色㿠白,神疲乏力,神气怯弱,腰以下冷,腿脚无力。舌淡或胖大,指纹暗红。

【治疗常用手法】

揉小天心 患儿仰卧位,术者站于其侧方,一手托住患儿的前臂,使其掌心向上,另一手以拇指罗纹面在其手掌大小鱼际交界的凹陷处按揉为"揉小天心",操作 300 次。注意用力均匀,力度适中,以患儿可以忍受为度(图482)。

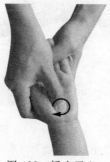

图 482　揉小天心

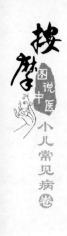
揉二马　二马穴位于小儿掌背无名指与小指掌指关节后凹陷处。患儿仰卧位,术者站于其侧方,一手托住患儿的前臂,另一手以拇指指端揉其二马穴,揉100～300次(图483)。

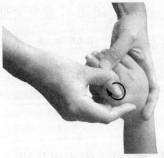

图483　揉二马

清天河水　患儿仰卧位,术者站于其侧方,一手扶住患儿的前臂,另一手以示指、中指罗纹面沿着患儿前臂正中自腕推向肘部,称为"清天河水"。推100次。注意应沿着直线推动,着力部位要紧贴皮肤,压力适中,做到轻而不浮,重而不滞(图484)。

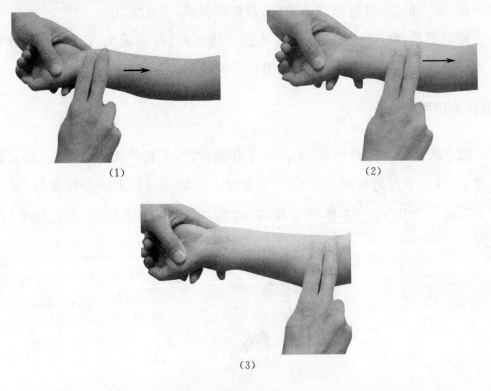

(1)　　　　　　　　　　(2)

(3)

图484　清天河水

推肾经 患儿仰卧位,术者站于其侧方,一手扶住患儿的前臂,另一手以拇指罗纹面从其小指指尖向其指根方向直推,称为"推肾经",反复操作 200 次(图 485)。

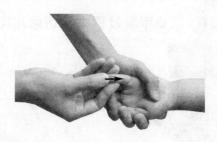

图 485 推肾经

清小肠 患儿仰卧位,术者站于其侧方,一手扶住患儿的前臂,另一手以拇指罗纹面沿着其小指尺侧缘自指根向指尖直推为"清小肠",操作 300 次(图 486)。

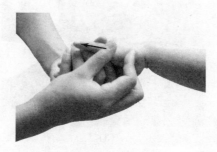

图 486 清小肠

揉三阴交 患儿正坐位,术者站于其前方,一手托住患儿小腿,另一手拇指点按于患儿内踝上三寸处,即三阴交穴,施以点揉法 3 分钟。术者以拇指指端吸定于三阴交穴上,以肢体的近端带动远端作带动深层组织的小幅度环旋揉动,压力要均匀,动作要协调有节律(图 487)。

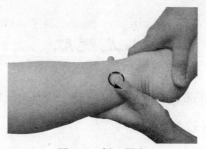

图 487 揉三阴交

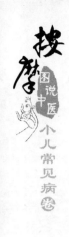

摩腹　患儿仰卧位,术者站于其侧方,将手掌轻放于患儿腹部,沉肩垂肘,以前臂带动腕,按照左上腹、右上腹、右下腹、左下腹的顺序做环形而有节律的抚摩约5分钟。用力宜轻不宜重,速度宜缓不宜急。还可在摩腹之前在患儿腹部涂上适量滑石粉,以免摩腹过程中损伤患儿皮肤(图488)。

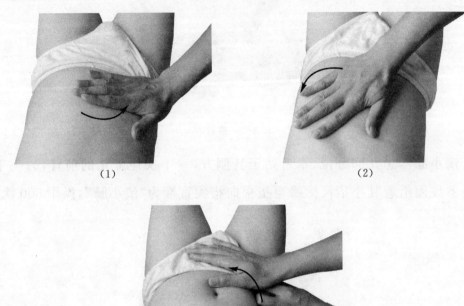

(1)　　　　　　　　　　　　(2)

(3)

图488　摩腹

 小 贴 示

本病如经手法治疗无效,应及时进行导尿治疗。

小儿脱肛

脱肛是指小儿肛门部直肠脱出的病症。若不及时治疗,迁延日久,则肛门愈加松弛,脱而不收,较为难治。

【临床表现】 ◆

(1)大便时肛门直肠脱出。轻者便后自行回纳或按揉后方能回纳,严重者肛门直肠脱出不收。

(2)伴身体消瘦,精神欠佳,神疲乏力,大便干结,便时用力努挣,哭闹不安。

【辨证分型】 ◆

气虚脱肛 大便时肛门直肠脱出,轻者便后自行回纳,重者须加按揉方能回纳,脱出部色淡而红肿,无血,不疼痛;身体消瘦,乏力,自汗,精神欠佳,面白唇淡。舌淡红,苔薄白,指纹淡红。

湿热脱肛 肛门直肠脱出不收,脱出物红肿疼痛,瘙痒难忍;便时用力努挣,面红耳赤,哭闹不安,大便干结、色深黄,小便短赤。舌红,苔黄腻,指纹色红。

【治疗常用手法】 ◆

补脾经 患儿仰卧位,术者站于其侧方,一手扶住患儿的前臂,另一手以拇指罗纹面在其拇指末节罗纹面上做顺时针方向的旋转推动;也可以将患儿拇指屈曲,术者以拇指罗纹面循其拇指桡侧边缘向掌根方向直推,统称"补脾经",反复操作100次(图489)。

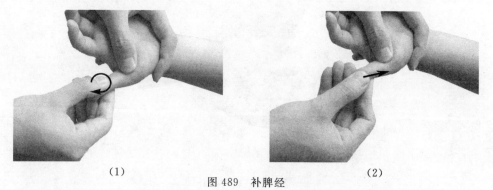

(1)　　　　　　　　　　　　　　　　(2)

图 489　补脾经

补大肠 患儿仰卧位,术者站于其侧方,一手扶住患儿的前臂,另一手以

拇指罗纹面在其示指桡侧缘,自指尖到虎口成一直线进行直推,称"补大肠",
操作 200 次(图 490)。

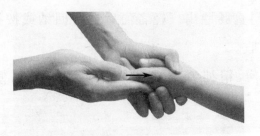

图 490　补大肠

运内八卦　患儿仰卧位,术者站于其侧方,一手扶住患儿的四指,使其掌
心向上,另一手以示中二指夹住患儿拇指,并以拇指端自其掌根处顺时针方
向做环形推动,称为"运内八卦",反复操作 100 次。操作时宜轻不宜重,宜缓
不宜急,在体表旋绕摩擦推动(图 491)。

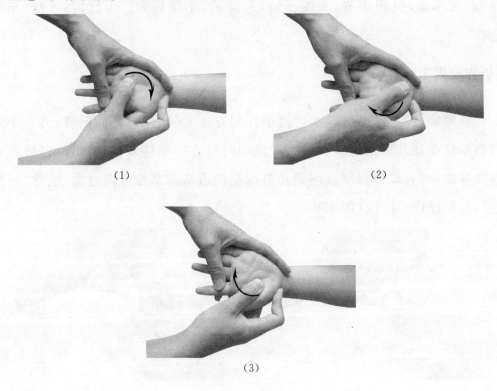

(1)　　　　　　　　　　(2)

(3)

图 491　运内八卦

揉外劳宫　患儿仰卧位,术者站于其侧方,一手扶住患儿的前臂,另一手

以拇指端在其外劳宫（在手背侧，第1、2掌骨之间，掌指关节后0.5寸处）穴上环旋揉动300次（图492）。

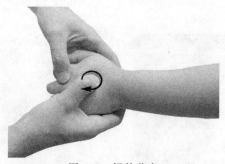

图492 揉外劳宫

摩腹 患儿仰卧位，术者站于其侧方，将手掌轻放于患儿腹部，沉肩垂肘，以前臂带动腕，按照左上腹、右上腹、右下腹、左下腹的顺序做环形而有节律的抚摩约5分钟。用力宜轻不宜重，速度宜缓不宜急。还可在摩腹之前在患儿腹部涂上适量滑石粉，以免摩腹过程中损伤患儿皮肤（图493）。

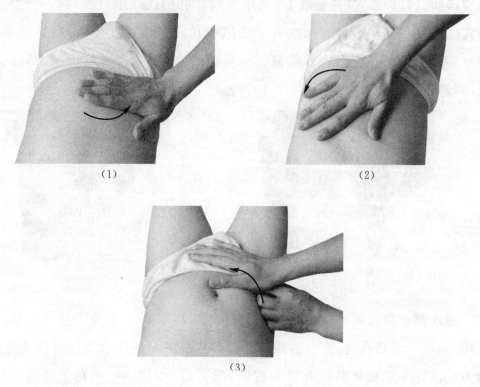

(1)

(2)

(3)

图493 摩腹

推下七节骨 患儿俯卧位，术者站于其侧方，以双手拇指桡侧缘从其第4

腰椎自上而下直推到尾椎处为"推下七节骨",操作 100 次。注意要紧贴患儿腰部皮肤,压力适中;动作要连续,速度要均匀且要沿直线往返操作,不可歪斜(图 494)。

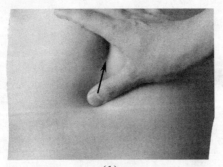
(1)

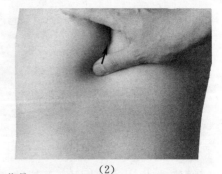
(2)

图 494　推下七节骨

捏脊　患儿俯卧位,术者双手示指抵于背脊之上,再以两手拇指伸向示指前方,合力挟住肌肉,捏起,采用示指向前拇指后退之翻卷动作,二手交替向前移动。自长强穴(尾骨端下,当尾骨端与肛门连线中点处)起一直捏到大椎穴(后正中线上,第 7 颈椎棘突下凹陷中)为 1 次,如此反复操作 5～6 次。注意要直线捏,所捏皮肤的厚、薄、松、紧应适宜,捏拿速度要适中,动作轻快柔和,避免肌肤从手指尖滑脱(图 495)。

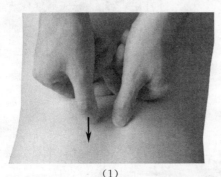
(1)

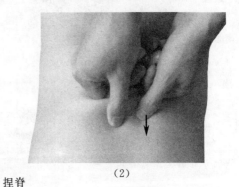
(2)

图 495　捏脊

擦八髎　患儿俯卧位,术者站于其侧方,将一手手掌放于患儿骶部八髎穴(正对八个骶后孔处,左右各四)处,沿着八髎穴走向作直线往返快速擦动 3 分钟。注意手掌要紧贴患儿腰部皮肤,压力适中,使产生的热量透达深层组织,即"透热";速度要均匀且快,要沿直线往返操作,不可歪斜(图 496)。

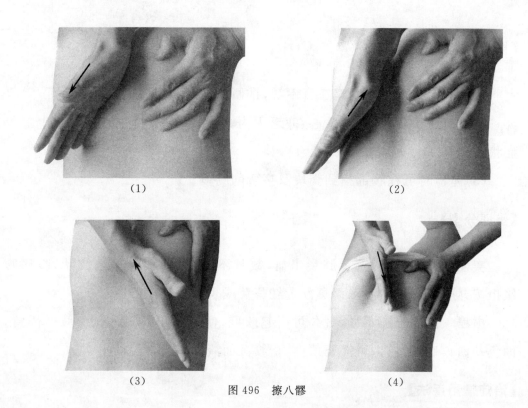

| (1) | (2) |
| (3) | (4) |

图 496　擦八髎

 小 贴 示

　　①嘱患儿多吃含粗纤维较多的蔬菜以保持大便通畅，如韭菜、芹菜等，对于年幼的小儿可把蔬菜榨成汁；严重者或用肥皂头塞入肛门中通便；

　　②解大便时间不宜过久，以免加重脱肛；

　　③脱肛为可回纳性的小儿，要用温水清洗肛门部，然后轻揉托入肛门内。

小儿便秘

　　小儿便秘，是指小儿大便秘结不通，排便不畅，排便时间延长的一种症状。约有30％的儿童有不同程度的便秘，其原因多种多样，但以功能性便秘为主，器质性者少见。

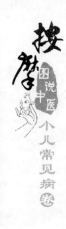

【临床表现】

（1）大便秘结不通，两至三日不解，排便时间延长，难于排出。

（2）可伴有腹痛、腹胀、恶心、疲乏无力、食欲减退、烦躁易怒、口舌生疮等症状。

（3）体检时可在腹部摸到粪块及痉挛的肠段。

【辨证分型】

实秘　排便困难，重者肛裂出血，数日不行，大便干结呈羊粪状，腹痛腹胀拒按，烦躁不安，口干渴而臭。舌红苔黄或少苔，指纹紫红。

虚秘　大便艰涩不畅，日久可引起脱肛，便时汗出，神疲乏力，肢体倦怠，面色苍白，口唇发白。舌淡苔薄白，指纹沉而淡红。

【治疗常用手法】

补脾经　患儿仰卧位，术者站于其侧方，一手扶住患儿的前臂，另一手以拇指罗纹面在其拇指末节罗纹面上做顺时针方向的旋转推动；也可以将患儿拇指屈曲，术者以拇指罗纹面循其拇指桡侧边缘向掌根方向直推，统称"补脾经"，反复操作100次（图497）。

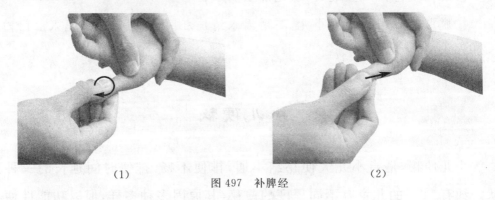

(1)　　　　　　　　　图 497　补脾经　　　　　　　　　(2)

拿肚角　患儿仰卧位，术者站于其侧方，以双手拇指、示指、中指三指在肚角穴（脐下 2 寸，旁开 2 寸）处拿 5～8 次（图498）。

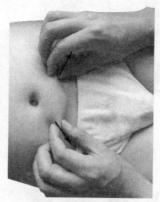

图 498　拿肚角

揉中脘　患儿仰卧位,术者站于其侧方,将手掌轻放于患儿中脘穴(脐上4寸,位于剑突与脐连线的中点),沉肩垂肘,以前臂带动腕,顺时针、逆时针间隔反复操作,各 100 下。用力宜轻不宜重,速度宜缓不宜急,随患儿呼吸节律按揉(图 499)。

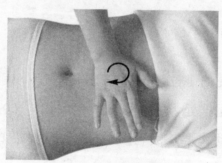

图 499　揉中脘

摩腹　患儿仰卧位,术者站于其侧方,将手掌轻放于患儿腹部,沉肩垂肘,以前臂带动腕,按照左上腹、右上腹、右下腹、左下腹的顺序做环形而有节律的抚摩约 5 分钟。用力宜轻不宜重,速度宜缓不宜急。摩腹之前可以在患儿腹部涂上适量滑石粉,以免摩腹过程中损伤患儿皮肤(图 500)。

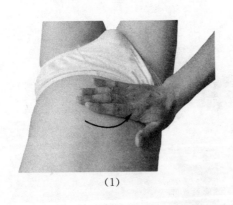
(1)

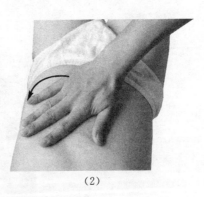
(2)

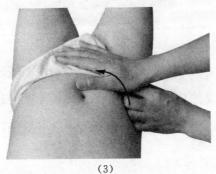
(3)

图 500　摩腹

推下七节骨　患儿俯卧位,术者站于其侧方,以双手拇指桡侧缘从其第 4 腰椎自上而下直推到尾椎处为"推下七节骨",操作 100 次。注意要紧贴患儿腰部皮肤,压力适中;动作要连续,速度要均匀且要沿直线往返操作,不可歪斜(图 501)。

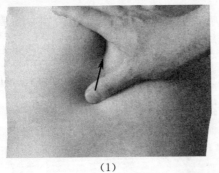
(1)

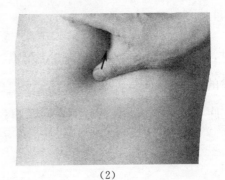
(2)

图 501　推下七节骨

捏脊　患儿俯卧位,术者双手示指抵于背脊之上,再以两手拇指伸向示指前方,合力挟住肌肉,捏起,采用示指向前拇指后退之翻卷动作,二手交替

234

向前移动。自长强穴(尾骨端下,当尾骨端与肛门连线中点处)起一直捏到大椎穴(后正中线上,第7颈椎棘突下凹陷中)为1次,如此反复操作5～6次。注意要直线捏,所捏皮肤的厚、薄、松、紧应适宜,捏拿速度要适中,动作轻快柔和,避免肌肤从手指尖滑脱(图502)。

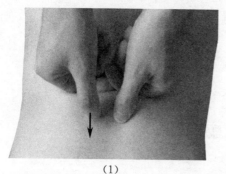 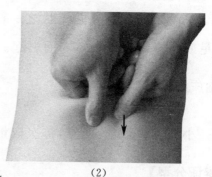

(1)　　　　　　　　图502　捏脊　　　　　　　　(2)

揉足三里　患儿仰卧位,术者站于其侧方,以一手拇指于患儿足三里穴(小腿前外侧,髌骨与髌韧带外侧凹陷下三寸,距胫骨前缘一横指)穴上,施以点揉法3分钟。施术时以拇指指端吸定于足三里穴上,以肢体的近端带动远端作带动深层组织的小幅度环旋揉动,压力要均匀,动作要协调有节律(图503)。

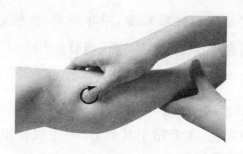

图503　揉足三里

📝 **小 贴 示**

①多吃水果、蔬菜、粗粮,多饮水。

②养成定时排便的习惯。

③用桃仁、松子仁、郁李仁各10～20克,熬粥服用。

下篇 图说小儿常见病按摩治疗

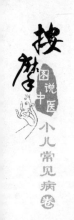

小儿尿频

尿频是小儿的常见症状之一,多因情绪紧张,膀胱蕴热,肝气郁滞,先天不足或平素肺脾气虚体弱而引起。

【临床表现】

小便频数,时有便意,每次尿量不多,总尿量正常。

【辨证分型】

肾气不足,下元虚冷　尿量频数,面色㿠白,反应迟钝,智力不发达,神疲乏力,形寒肢冷,腰腿酸软,大便溏薄,小便清长,头晕耳鸣。舌质淡苔白,指纹暗淡。

脾肺气虚　尿量频数,小便无力,少气懒言,面色少华,形体消瘦,食欲不振,大便溏薄。舌淡红,苔薄白,指纹淡红。

肝经郁热　小便黄赤而频数短涩,尿味腥臭,性情急躁,烦躁易怒,手足心热,面红唇赤,口渴喜冷饮。舌红,苔黄,指纹色红。

【治疗常用手法】

补脾经　患儿仰卧位,术者站于其侧方,一手扶住患儿的前臂,另一手以拇指罗纹面在患儿拇指末节罗纹面上做顺时针方向的旋转推动;也可以将患儿拇指屈曲,术者以拇指罗纹面循其拇指桡侧边缘向掌根方向直推,统称"补脾经",反复操作 100 次(图 504)。

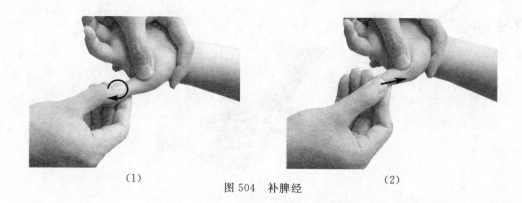

(1)　　　　　　　　　　　　　图 504　补脾经　　　　　　　　　　　(2)

清心经　患儿仰卧位，术者站于其侧方，一手扶住患儿的前臂，另一手以拇指罗纹面从其中指末节罗纹面向指根方向直推，称为"清心经"，反复操作100 次（图 505）。

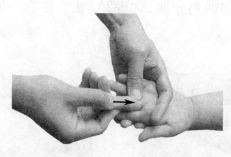

图 505　清心经

清小肠　患儿仰卧位，术者站于其侧方，一手扶住患儿的前臂，另一手以拇指罗纹面沿着其小指尺侧缘自指根向指尖直推为"清小肠"，操作 300 次（图506）。

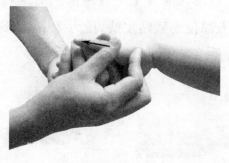

图 506　清小肠

推肾经　患儿仰卧位，术者站于其侧方，一手扶住患儿的前臂，另一手以拇指罗纹面从其小指指尖向其指根方向直推，称为"推肾经"，反复操作 300 次

237

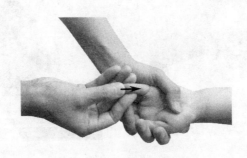

图 507　推肾经

分阴阳　患儿仰卧位，术者坐于其侧方，以两手示指按于患儿掌根之间，中指托住患儿手背，无名指在下，小指在上，夹持固定其四指，用两手拇指指端由患儿手腕部总筋向两侧分推100～200次。注意分推时压力不要过大，以患儿能忍受为度（图508）。

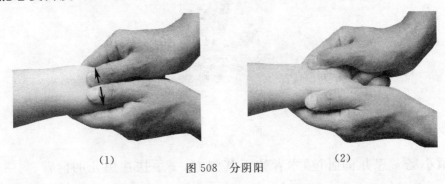

（1）　　　　　　　　　图 508　分阴阳　　　　　　　　　（2）

清天河水　患儿仰卧位，术者站于其侧方，一手扶住患儿的前臂，另一手以示指、中指罗纹面沿着患儿前臂正中自腕推向肘部，称为"清天河水"，反复操作100次。注意着力部位要紧贴皮肤，压力适中，做到轻而不浮，重而不滞。此法有退热功效（图509）。

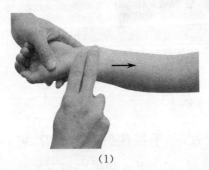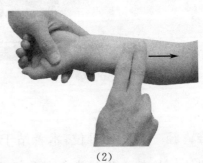

（1）　　　　　　　　　　　　　　　　　　　　　（2）

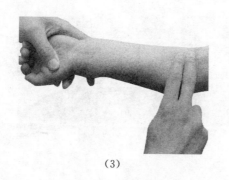

(3)

图 509　清天河水

退六腑　患儿仰卧位,术者站于其侧方,一手扶住患儿的前臂,另一手以拇指或示中指指面沿着其前臂尺侧,从患儿的肘部向腕部直推,称为"退六腑",反复操作 200 次。在推动的过程中,要注意指面紧贴患儿的皮肤,压力要适中(图 510)。

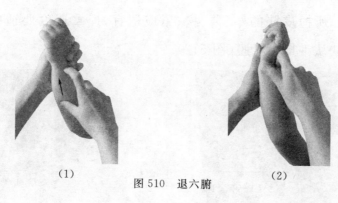

(1)　　　　　图 510　退六腑　　　　　(2)

摩腹　患儿仰卧位,术者站于其侧方,将手掌轻放于患儿腹部,沉肩垂肘,以前臂带动腕,按照左上腹、右上腹、右下腹、左下腹的顺序做环形而有节律的抚摩约 5 分钟。用力宜轻不宜重,速度宜缓不宜急。还可在摩腹之前在患儿腹部涂上适量滑石粉,以免摩腹过程中损伤患儿皮肤(图 511)。

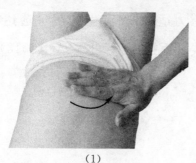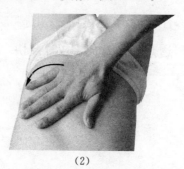

(1)　　　　　　　　　　　　　　(2)

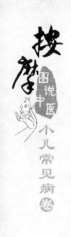

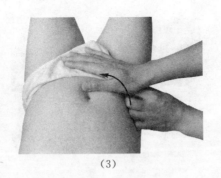

(3)

图 511 摩腹

捏脊 患儿俯卧位,术者双手示指抵于背脊之上,再以两手拇指伸向示指前方,合力挟住肌肉,捏起,采用示指向前拇指后退之翻卷动作,二手交替向前移动。自长强穴(尾骨端下,当尾骨端与肛门连线中点处)起一直捏到大椎穴(后正中线上,第 7 颈椎棘突下凹陷中)为 1 次,如此反复操作 5～6 次。注意要直线捏,所捏皮肤的厚、薄、松、紧应适宜,捏拿速度要适中,动作轻快柔和,避免肌肤从手指尖滑脱(图 512)。

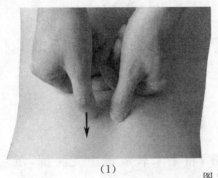

(1)

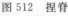

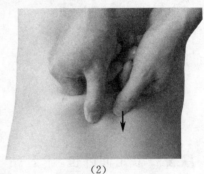

(2)

图 512 捏脊

擦八髎 患儿俯卧位,术者站于其侧方,将一手手掌放于患儿骶部八髎穴(正对八个骶后孔处,左右各四)处,沿着八髎穴走向作直线往返快速擦动 3 分钟。注意手掌要紧贴患儿腰部皮肤,压力适中,使产生的热量透达深层组织,即"透热";速度要均匀且快,要沿直线往返操作,不可歪斜(图 513)。

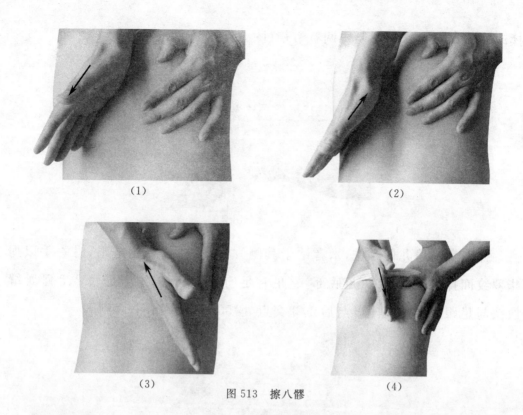

(1)　　　　　　　　　　　　　　　　(2)

(3)　　　　　　图 513　擦八髎　　　　(4)

揉足三里　患儿仰卧位,术者站于其侧方,以一手拇指于患儿足三里穴(小腿前外侧,髌骨与髌韧带外侧凹陷下三寸,距胫骨前缘一横指)穴上,施以点揉法 3 分钟。施术时以拇指指端吸定于足三里穴上,以肢体的近端带动远端作带动深层组织的小幅度环旋揉动,压力要均匀,动作要协调有节律(图514)。

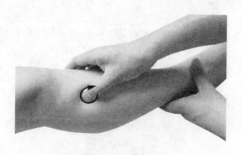

图 514　揉足三里

揉三阴交　患儿正坐位,术者站于其前方,一手托住患儿小腿,另一手拇指点按于患儿内踝上三寸处,即三阴交穴,施以点揉法 3 分钟。术者以拇指指端吸定于三阴交穴上,以肢体的近端带动远端作带动深层组织的小幅度环旋

241

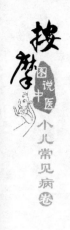

揉动,压力要均匀,动作要协调有节律(图515)。

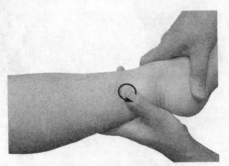

图 515　揉三阴交

揉涌泉　患儿仰卧位,术者站于其侧方,一手托住患儿足跟,另一手以拇指罗纹面揉患儿涌泉穴(足底部,卷足时足前部凹陷处,约当足底 2、3 趾趾缝纹头与足跟连线的前 1/3 与后 1/3 交点处)50~100 次(图 516)。

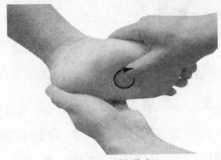

图 516　揉涌泉

脾肺气虚配伍手法

揉肺俞　患儿俯卧位,术者站于其侧方,以一手示中指端分别置于患儿两侧肺俞(在背部第 3 胸椎棘突下,旁开 1.5 寸处)穴上环旋揉动约 2~3 分钟(图 517)。

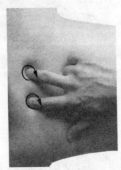

图 517　揉肺俞

◎肝经郁热配伍手法

清肝经　患儿抱坐位或仰卧位,术者站于其侧方,一手扶住患儿的前臂,另一手以拇指罗纹面从其示指末节罗纹面向指根方向直推,称为"清肝经",反复操作 100 次(图 518)。

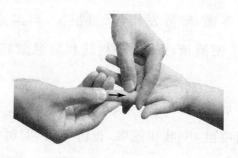

图 518　清肝经

 小　贴　示

①缓解小儿紧张情绪。

②患儿内衣裤经常晒洗,保持清洁。

③加强锻炼,多晒太阳,增强小儿体质。

小儿肠痉挛

肠痉挛是由于肠壁平滑肌阵阵强烈收缩而引起的阵发性腹痛,在小儿急性腹痛中最常见。属于中医学"腹痛"的范畴。

【临床表现】

(1)可发生于婴儿至学龄期儿童,以 5~6 岁最多见。

(2)健康小儿突发阵发性腹痛,脐周为甚,每次发生一般持续数分钟,时痛时止,反复发作,可持续数小时。

(3)发作时,患儿哭闹不止,面色苍白,手足发凉,腹部胀痛拒按,一般能

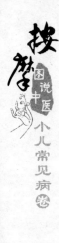

自行缓解;可伴有呕吐及上呼吸道感染的症状。

(4)发作时,触诊腹部有痛觉过敏,腹肌紧张;发作间歇表现如常。

【辨证分型】

腹中寒凝　腹部疼痛,阵阵发作,喜温拒按,得温则舒,四肢厥逆,或呕吐,腹泻,大便溏泻,小便清长,面色苍白,甚则唇色紫暗。舌淡苔白滑,指纹青紫。

乳食停滞　腹部胀满疼痛拒按,按之痛甚,不思乳食,或食少纳呆,腹痛欲泻,泻后痛减,时有呕吐,呕吐物酸腐,夜卧不安,时时啼哭,嗳腐吞酸,口气酸臭。频转矢气,粪便秽臭,舌苔厚腻,指纹青紫。

脏腑虚冷　腹痛绵绵,时作时止,痛处喜温喜按,得温稍舒,得食暂缓,四肢发冷,饮食较少,或食后腹胀,食后良久方吐,突出物无臭无味,大便稀溏,小便清长,面色㿠白,神情倦怠。舌淡苔白,指纹沉而色青。

气滞血瘀　脘腹胀满疼痛,痛而拒按,痛有定处,或触之有包块,位置固定不移,按之痛剧,面色晦暗无光泽,口唇色青紫。舌紫暗或有瘀点瘀斑,指纹紫滞。

【治疗常用手法】

补脾经　患儿仰卧位,术者站于其侧方,一手扶住患儿的前臂,另一手以拇指罗纹面在其拇指末节罗纹面上做顺时针方向的旋转推动;也可以将患儿拇指屈曲,术者以拇指罗纹面循其拇指桡侧边缘向掌根方向直推,统称"补脾经",反复操作 100 次(图 519)。

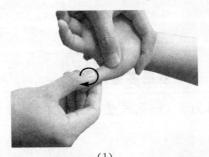

(1)　　　　　　　　(2)

图 519　补脾经

清大肠　患儿仰卧位,术者站于其侧方,一手扶住患儿的前臂,另一手以拇指罗纹面在其示指桡侧缘,自虎口向示指尖直推,称为清大肠,推100次(图520)。

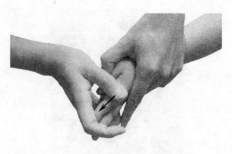

图520　清大肠

运内八卦　患儿仰卧位,术者站于其侧方,一手扶住患儿的四指,使其掌心向上,另一手以示中二指夹住患儿拇指,并以拇指端自其掌根处顺时针方向做环形推动,称为"运内八卦",反复操作100次。操作时宜轻不宜重,宜缓不宜急,在体表旋绕摩擦推动(图521)。

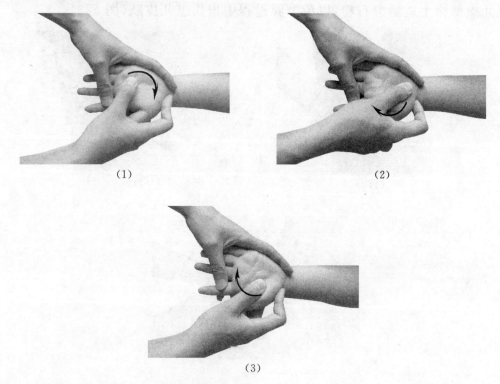

(1)

(2)

(3)

图521　运内八卦

拿肚角　患儿仰卧位,术者站于其侧方,以双手拇指、示指、中指三指向肚角穴(脐下 2 寸,旁开 2 寸)处拿 5～8 次(图 522)。

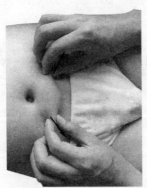

图 522　拿肚角

摩腹　患儿仰卧位,术者站于其侧方,将手掌轻放于患儿腹部,沉肩垂肘,以前臂带动腕,按照左上腹、右上腹、右下腹、左下腹的顺序做环形而有节律的抚摩约 5 分钟。用力宜轻不宜重,速度宜缓不宜急。还可在摩腹之前在患儿腹部涂上适量滑石粉,以免摩腹过程中损伤患儿皮肤(图 523)。

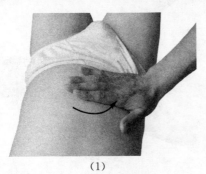

(1)

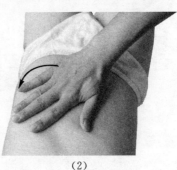

(2)

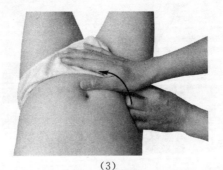

(3)

图 523　摩腹

揉足三里 患儿仰卧位,术者站于其侧方,以一手拇指于患儿足三里穴(小腿前外侧,髌骨与髌韧带外侧凹陷下三寸,距胫骨前缘一横指)穴上,施以点揉法3分钟。施术时以拇指指端吸定于足三里穴上,以肢体的近端带动远端作带动深层组织的小幅度环旋揉动,压力要均匀,动作要协调有节律(图524)。

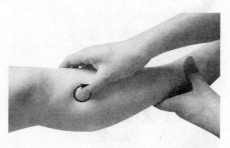

图 524　揉足三里

◦乳食停滞配伍手法

揉板门 患儿仰卧位,术者站于其侧方,一手扶住患儿的前臂,另一手以拇指罗纹面按揉其手掌大鱼际处为"揉板门",反复操作约300次(图525)。

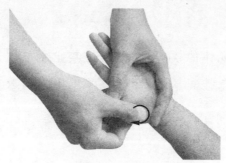

图 525　揉板门

推四横纹 儿童示指、中指、无名指、小指掌侧第一指间关节横纹处称为四横纹。操作此法时患儿仰卧位,术者站于其侧方,一手握住患儿的手掌,使其四指伸直并拢,掌心向上,另一手四指并拢从其示指横纹处推向小指横纹处为"推四横纹",操作100次(图526)。

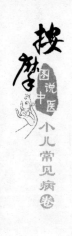

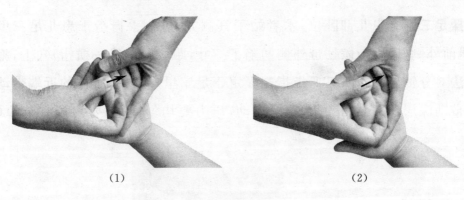

(1)   (2)

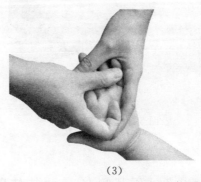

(3)

图 526　推四横纹

📝 小 贴 示

①使患儿建立起规律的饮食习惯，饭后禁止立刻剧烈运动。

②本病应注意与急性阑尾炎、肠套叠等急腹症的鉴别。

附录　四季养生宝典

　　《黄帝内经》强调"天人相应"，又指出："数犯此者，则邪气伤人，此寿命之本也。"就是说人的养生保健必须顺应四时气候，若经常与四时气候相逆，就会产生疾病，这是保持长寿最基本的道理。

一、春季养生

　　春季，万物复苏，所有的生物都充满了生机，人需要注重心理与精神的调养，要静心定神，要心胸开阔，要心情舒畅、豁达、乐观。生气、发怒对人体的伤害极大，因对内脏的伤害而导致各种疾病，所以要遇事戒怒，让自己始终保持一种舒畅的心态，不要总是一个人打发无聊的时光，在情绪低落时不要孤坐独卧，多和自己的朋友联系，大可以在阳光明媚，风和日丽的春季，邀上三五好友去郊游踏青，让自己的心身彻底地放松，投入大自然的怀抱。

　　春季气温回升，微风拂面，可以使我们的身体舒展无比。每天早睡早起，穿宽松的衣服，放松自己的身体，给自己一点空闲去漫步，去呼吸新鲜的空气，但因为春季，是寒热的过渡期，温差较大，不要忙着减衣，这样有利于人体阳气的生发而养阳。

　　春季也是室外运动的大好季节，经过漫长的严冬蛰伏，机体脏腑的功能有所卜降，在春回大地阳气生发的时候，进行旅游踏青、散步、慢跑、太极拳、气功体育锻炼等可以养护阳气。

　　春季保肝尤为重要，要多吃新鲜的蔬菜和低蛋白、低脂肪、高维生素、高矿物质的食品（如瘦肉、豆制品、蛋类、胡萝卜、菜花、芹菜、柿子椒），少吃一些

249

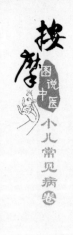

大辛大热(参、茸、烈酒)、酸、辣及油炸、烤、煎的食品。

　　一年之计在于春,春季空气清新,是室外运动的大好季节,多锻炼有助于增强人体免疫力和抵抗力,随着自己的心情及喜好,选择适合自己的运动,此时踏青出游不失为春季养生的好方法,既锻炼了身体,又陶冶了精神。特别是春天的郊野,空气清新,花红叶绿,百鸟争鸣,置身于如此优美的大自然怀抱,心情自然舒畅起来。而且自古以来,人们就有踏青春游的习俗。

　　春季温暖多风,给细菌、病毒等制造了绝好的繁殖条件,成为了传染性疾病的高发季节。古人所说的疫疠之气就是出现在春季,如风湿、春瘟、大头瘟等,相当于流感急性支气管炎、肺炎、流脑、麻疹、腮腺炎及猩红热等传染病。预防上述疾病最主要的一个方法就是多开窗通风,使工作和居住的室内空气得到经常的流通,同时要讲究个人和公共卫生,除虫灭害,加强自身锻炼,做到"正气存内,邪不可干"。一些传统简便的民间方法也行之有效,如食醋熏蒸法对室内空气消毒常有奇效。清热解毒的中药如板蓝根、贯众、大青叶、金银花等水煎服对预防和治疗春季流行病行之有效。

　　要注意的是,到了春天,补药及滋腻的食品不宜多服,因为春季机体阳气处于向外散发的状态,补腻之品易滞阳。故春天食补应偏凉平之品。

1.春季养生小常识

　　(1)饮食要营养平衡　从饮食科学的观点来看,春季强调蛋白质、碳水化合物、维生素、矿物质要保持相对比例,防止饮食过量、暴饮暴食,避免引起肝功能障碍和胆汁分泌异常。

　　(2)饮食要养阳　阳,是指人体阳气,中医认为"阳气者,卫外而为",即指阳气对人体起着保卫作用,可使人体坚固,免受自然界六淫之气的侵袭。春天在饮食方面,要遵照《黄帝内经》里提出的"春夏补阳"的原则,宜多吃些温补阳气的食物,以使人体阳气充实,增强人体抵抗力,抵御风邪为主的邪气对人体的侵袭。李时珍在《本草纲目》里亦主张"以葱、蒜、韭、蓼、蒿、芥等辛嫩之菜,杂和而食"。另一方面,由于肾阳为人体阳气之根,故在饮食上养阳,还应包括温养肾阳之意。春天时人体阳气充实于体表,而体内阳气都显得不足,因此在饮食上应多吃点培补肾阳的东西。除了蓼、蒿等野菜已较少食用外,葱、蒜、韭等都是养阳的佳品。

（3）多食甜，少食酸　唐代名医孙思邈说："春日宜省酸，增甘，以养脾气。"意思是当春天来临之时，人们要少吃点酸味的食品，多吃些甜味的饮食，这样做的好处是能补益人体脾胃之气。中国医学认为，脾胃是后天之本，是人体气血化生之源，脾胃之气健旺，人可延年益寿。但春为肝气当令，根据中医五行理论，肝属木，脾属土，木土相克，即肝旺可伤及脾，影响脾的消化吸收功能。中医又认为，五味入五脏，如酸味入肝、甘味入脾、咸味入肾等，因此若多吃酸味食物，会加强肝的功能，使本来就偏亢的肝气更旺，这样就能伤害脾胃之气。有鉴于此，在春季人们要少吃些酸味的食物，以防肝气过于旺盛。而甜味的食物入脾，能补益脾气，故可多吃一点，如大枣、山药、锅巴等。

（4）饮食要清淡　由冬季的膏粱厚味转变为清温平淡，饮食宜温热，忌生冷。在动物食品上，应少吃肥肉等高脂肪食物，因为油腻的食物食后容易产生饱腹感，人体也会产生疲劳现象。胃寒的人可以经常吃点姜，以驱寒暖胃；有哮喘的人，可服点生姜蜂蜜水，以润燥镇喘；有慢性气管炎的人，应禁食或少食辛辣食物。其他人也不宜多吃辛温大热的刺激性食物，以免助火伤身。

（5）平时要多喝水　饮水可增加循环血容量，有利于养肝和代谢废物的排泄，可降低毒物对肝的损害。此外，补水还有利于腺体分泌，尤其是胆汁等消化液的分泌。春季饮香气浓郁的花茶，可有助于散发冬天积在体内的寒邪，促进人体阳气生发，郁滞疏散。而适量饮茶，还可提神解困，但春季不宜贪冷饮。

（5）多食蔬菜　人们经过冬季之后，大多数会出现多种维生素、无机盐及微量元素摄取不足的情况，如春季人们常发口腔炎、口角炎、舌炎、夜盲症和某些皮肤病等。因此，随着春季的到来及各种新鲜蔬菜的大量上市，人们一定要多吃点新鲜蔬菜，以便营养均衡，身体健康。

（7）春季养生　不宜盲目吃水果　水果是人人都爱的食物，但吃水果也有一定的讲究，盲目的吃水果吃会损害自己的健康。就来告诉你吃水果时应该注意些什么。

过量食用水果，会使人体缺铜，从而导致血液中胆固醇增高，引起冠心

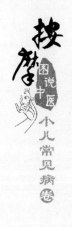

病,因此不宜在短时间内进食水果过多。一些人认为,果皮中维生素含量比果肉高,因而食用水果时连皮一起吃。殊不知,水果发生病虫害时,往往用农药喷杀,农药会浸透并残留在果皮蜡质中,因而果皮中的农药残留量比果肉中高得多。

2. 注意事项

(1)少睡　　在春季睡眠过多会使新陈代谢的能力下降,全身僵硬不舒服,睡足 8 个小时足以。不能懒于活动,春光明媚,出去活动一下,呼吸新鲜空气,顺便让阳光杀死皮肤上的细菌,可以增强机体免疫力。

(2)春捂　　不可以乱减衣服,要"春捂"使身体逐渐适应外部环境。不可以吃太多生冷的食物以免造成胃部不适。因为春季是流行性疾病的多发季节,所以不要频繁地出入公共场所及人多的地方。经常伸伸懒腰,有助于身体健康。

(3)晨起最好用冷水洗脸　　冷水洗脸以刺激皮肤和大脑,使之尽快适应春季的血液循环变化。

(4)加强体育锻炼　　运动可改善人体的代谢过程,增强血液循环和呼吸功能,对中枢神经等系统有一定的刺激作用,所以,春季应多运动,如登山、郊游、散步等。但是由于春季雾多,风沙也大,因此锻炼时肢体裸露部分不宜过大,以防受潮寒诱发关节疼痛;不要在尘土随风飘飞的地方锻炼,要学会鼻吸口呼,不要呛风;运动前要做好准备活动,先抡抡臂、踢踢腿、转转腰,身体的肌肉、关节活动开以后再做剧烈运动。初春时晨练不要太早。早春二月,清晨气温较低,冷气袭人,如果太早外出锻炼易受"风寒"的侵害,轻者患伤风感冒,重者引发关节疼痛、胃痛发作,甚至能使人冻歪嘴。运动后脱穿衣服要预防感冒。如果身上出了汗,要随时擦干,不要穿着湿衣服让冷风吹,以免着凉引起疾病。锻炼身体要全面,既要选做四肢肿展的动作,又要有背腹和胸腰部的屈伸动作。锻炼中或锻炼后,不要在草地上随处躺卧,否则易引起风湿性腰痛或关节炎。

(5)按摩保健穴位　　经常按摩太阳穴、晒晒太阳亦有益于解除春困。当出现困倦时,可利用音响、触碰等,给自己一定的刺激,这样能改变人体内在节奏,使大脑中枢神经迅速进入清醒状态,从而使困倦得以消除。

二、夏季养生

夏季万物生长茂盛,是一年四季中阳气最盛的季节,气候炎热而生机旺盛,对于人体而言就是新陈代谢的旺盛时期,所以此时的养生保健要顺应夏季阳盛于外的特点。

夏季烈日酷暑,容易使人浮躁,爱发脾气,最易伤及心气,所以要在暑热暄烦的嘈杂环境里保持一种恬静愉快的心境,神清气和,切忌发怒,心神得以保养,神情愉快,意气舒畅,使气机通畅,阳气得以生长,人体腠理才能通畅。我们常说的心静自然凉也是夏天最常用的养生调养法。在空闲时不妨做做气功、瑜伽,这比开空调,吹电扇带来的凉风更能使人凉快,又不会使人伤风,还可以让我们心静如水,使我们的心身得以完全的放松。

另外,外出旅游也是夏天人们消夏避暑好方法,去海边,去山林,完全投入大自然的怀抱中,既锻炼了身体,又使人心旷神怡,饱览祖国甚至世界的大好风光。

夏天昼长夜短,作息也应顺应自然之道,做到晚睡早起,因为夏日太阳升得早,清晨空气新鲜,所以即使在炎炎夏日也须参加一些室外活动,接受适当的阳光照射,不要厌恶天太热,太长。但是具体情况也应具体对待,年老体弱大病后者则另当别论。午后可以适当午睡以补充晚睡早起的睡眠不足,保持旺盛的精力。夏日纳凉最好"心静自然凉"从根本上达到凉快的目的,借助空调、风扇时,应注意此时机体因气候炎热,腠理开泄,容易受风寒湿邪侵袭,中得贼风。所以不要正面固定吹风,空调房间不宜久待,温差不要太大。

夏日一定要注意饮食卫生,预防胃肠道疾病的发生,不吃腐败变质食物,在目前条件下不直接饮用生水。夏季气候炎热,消化能力减退,饮食宜清淡爽口为主。少吃油腻不容易消化的东西,适当的选择有酸味的、辛香的食物,以增强食欲。但是夏日的饮食要多辛温之品,要少苦寒之物,要节制冷饮。

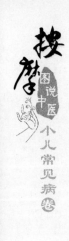

多食辛温之品可以养脾气,但是如果饮食过热反而会对脾气造成损伤,因此以温为益。夏季常用西瓜、绿豆汤、乌梅汁等清凉之品解暑止渴,但过食或冰镇等易伤脾胃,阴阳学说认为,夏月伏阴在内,饮食不要过寒,因此,生冷之品不可多食。

夏季人体的消耗会很大,所以要动静相结合。可以去游泳、散步、慢跑等运动,但切忌过量,使身体疲劳。但在天气过热或烈日当空时,不易进行运动锻炼。运动调养要注意防暑,避免在中午阳光直射,所以要选择在清晨或傍晚天气凉爽时进行。锻炼时以体肤出汗为宜,这时可以进食益气生津,清暑解热之品,如绿豆汤或绿豆粳米粥,也可以经常喝一些绿茶、菊花茶等。条件允许时,去海滨或山林消夏避暑,还可以令人心旷神怡,既可以养生还可以养情。

夏季也是"冬病夏治"时候,对一些好发于冬季的疾病,或在冬季易加重的病变,如慢性支气管炎、肺气肿、支气管哮喘、风湿性关节炎等在夏季病情会有所缓和,所以选择在盛夏的三伏天进行治疗,对证施治,采用内服加外用的一些方药。可以防止"冬病"旧病复,或减轻症状。这些治疗方法,往往能收到奇效,目前应用最多的是采用白介子等中药敷贴双侧肺、心、隔腧穴或百劳穴、膏肓穴,疗效确切。

1.夏季养生小常识

(1)多喝水　夏季气温过高,会使人体内的水分过度蒸发,所以要多喝水,多喝一些清淡的饮料,如茶类,或绿豆粥等。还要合理膳食,调理营养。

(2)少吃多餐　一顿饭吃的东西越多,为了消化这些食物,身体产生代谢热量也就越多,特别注意少吃高蛋白的食物,它们产生的代谢热量尤其多。

(3)温水冲澡　最好是用稍低于体温的温水冲澡或沐浴,特别是在睡前进行;另外,还要勤换衣。

(4)避免剧烈运动　剧烈活动将激活身体能量,增加内部温度。

(5)使用冰袋　可重复使用的冰袋是很好地降低皮肤温度的工具,里面预充的液体有降温效果。

(6)选好枕具　使用羽毛或绒毛枕头,枕套最好是棉质的,合成纤维的枕套会积累热量。

（7）喝菊花茶　菊花茶能够降温醒脑。

（8）凉水冲手腕　每隔几小时用自来水冲手腕5秒,因为手腕是动脉流过的地方,这样可降低血液温度。另外,夏季不易用冷水洗脚,脚离心脏最远,血液循环最差,温度最低,所以不可用凉水使脚进一步受凉,以免导致各种疾病。

2. 注意事项

（1）少食　吃得过饱,血液长久地集中于肠胃,其他脏器相应缺血状态,就会产生困倦感。甚至会诱发胆囊病、糖尿病、肥胖病,导致早衰,缩短寿命。

（2）少怒　"怒不节,气乃不固"。怒则气机不畅,出现气逆和气滞,引起心脑血管病。易发怒的人遇到不顺心的事,要自我克制。或者有意识地转移目标,平衡稳定自己的心境,或改变一下环境,使心情冷静下来。

（3）少言　常不断地大声说话,就会使人中气不足,影响呼吸器官的功能,不利于健康。

（4）少欲　养身贵在养心,养心贵在养神。人不能没有物质和精神的需要和追求。但这种追求要从实际出发,切勿脱离主客观条件,甚至想入非非,最终因失望而痛苦。

（5）少卧　老人好卧,但需有节制。若长时间卧床休息,会损伤阳气。生命在于运动。适量的运动有利于老人的体力保持。

（6）少色　即寡欲以养精。养精就是保护好器官的生理功能。

三、秋季养生

秋天万物成熟,硕果累累,正是收获的季节,但是天气由热转凉,早晚温差较大。此时阳气渐收,阴气渐长,属于阴阳互相转换时期。所以,秋季养生要顺应阳气渐降,万物收敛的特点。

一叶知秋,秋天肃杀,草枯叶落,花木凋零,秋风秋雨容易使人感到萧条、

255

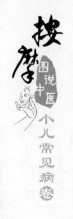

凄凉,使人有一种凄凉末日的感觉,容易使人忧郁、烦躁、情绪低落,多愁善感。精神调养应注意情绪的乐观,保持心情舒畅,不要悲观忧郁,要保持心态的平衡,收敛精神气以护其阳。这时的我们最好是可以听一听音乐,或是静下来看一看书。或与三五好友谈天说地,或到户外呼吸新鲜的空气,让我们保持神志安宁,心志宁静。《素问四气调神大论》有"秋三月,使志安宁,以缓秋刑;收敛神气,使秋气平;养秋之道也"的记载就是指这意思。

秋季起居调养最重要的是要符合大气由疏泄到收敛这一规律。所以秋季要早睡早起,早一点睡觉有助于阴精的收藏,早一点起床有助于阳气舒长,早起晨练,呼吸一点新鲜的空气,使肺气得以舒展,还可以促进新陈代谢。(秋季早期还可以降低或缩短脑血栓的形成几率)进入初秋往往盛夏的余热经常反复,不要贪求一时之快,赤膊露体,谨防秋凉之袭,所谓"白露身不露"。深秋气寒而燥,更应注意及时增添衣物。但秋风拂面,虽然凉却也不至于寒冷,人体还可以耐受,所以"春捂秋冻"又是秋天养生的一密要,可以尽量让机体逐渐适应及增强对寒冷的耐受能力,为"冬藏"准备。有条件者将从夏天开始的游泳和冷水澡坚持过秋天,甚至过冬天,冬泳或冷水澡的坚持者往往能够提高机体的免疫力和抗病能力,可以治愈很多顽固性慢性疾病,但关键是在天气较冷的深秋坚持。

秋高气爽的另一特点是秋燥,空气中水分减少,使人口干舌燥,大便干结,所以饮食上要注意滋阴润肺生津,适当食用蜂蜜、蜜梨、芝麻、菠萝等养肺益胃生津,比较常用的滋补食品有银耳冰糖粥,百合莲子粥,红枣糯米粥等。秋天同样要像夏天一样,顾护脾胃,不可过食寒凉生冷之品。

金秋时节,秋高气爽,是开展各种运动的最好季节,但运动量不宜太大,不宜剧烈。气温适宜,天高云淡,中医认为肺喜润恶燥,增强肺的功能,可以用静功锻炼,气功,瑜伽是最好的方法,耐寒锻炼可以增强体质,甚至可以坚持到冬泳,其他如远足郊游,打球,爬山,跳舞健身,骑车旅游等等可以根据个人情况自由选择。随着天气的逐渐转冷,可适当的加大运动量,以增强机体抗寒耐冻的能力。

秋季养生在防病保健上要注意,秋季是肠道传染病、疟疾、乙脑等的多发季节,所以,饮食卫生和防蚊灭蚊的工作也要常抓不懈。而且秋季的气候变化较大,如果起居不当,容易引发慢性疾病。

秋季要少用椒、葱、蒜、姜等辛辣之品,多吃芝麻、糯米、粳米、蜂蜜、枇杷、菠萝、乳品等食物。还要适当地补充一些维生素,如果咽干、干咳痰少,可以适当的服用沙参、麦冬、百合、杏仁、川贝等,以缓解秋燥。

1.秋季养生小常识

(1)健康饮食　秋季膳食要以滋阴润肺为基本原则。年老胃弱者,可采用晨起食粥法以益胃生津,如百合莲子粥、银耳冰糖糯米粥、杏仁川贝糯米粥、黑芝麻粥等。此外,还应多吃一些酸味果蔬,少吃辛辣刺激食品,这对护肝益肺是大有好处的。

(2)调理脾胃　立秋之后应尽量少吃寒凉食物或生食大量瓜果,尤其是脾胃虚寒者更应谨慎。夏秋之交,调理脾胃应侧重于清热、健脾,少食多餐,多吃熟、温软开胃,易消化食物。少吃辛辣刺激油腻类食物,秋季调理一定要注意清泄胃中之火,以使体内的湿热之邪从小便排出,待胃火退后再进补。

(3)预防秋乏　俗语说得好"春困秋乏"。秋乏,是补偿夏季人体超常消耗的保护性反应,常表现为倦怠、乏力、精神不振等。防秋乏的最好办法就是适当地进行体育锻炼,但要注意循序渐进;保持充足的睡眠,亦可防秋乏。

(4)预防秋燥　秋天雨水较少,天气干爽,人体容易虚火上延出现"秋燥",中医认为,燥易伤肺,秋气与人体的肺脏相通,肺气太强,容易导致身体的津液不足,出现诸如津亏液少的"干燥症",比如皮肤干燥,多有咳嗽。防秋燥,重在饮食调理,适当的选食一些能够润肺清燥、养阴生津的食物,比如梨、甘蔗、荸荠、百合、银耳等。

(5)预防感冒　秋季感冒增多,预防感冒,首先要根据气温变化适当增减衣服,尤其是老年人更要注意;其次室内的空调温度不要过低,一般在 25℃～27℃最好。秋季是疾病的高发期,遇到疾病一定要及时就医以免耽误病情。

(6)早起早睡　早睡以顺应阴精的收藏,早起以舒达阳气。近代研究表明,秋天适当早起,可减少血栓形成的机会;起床前适当多躺几分钟,舒展活动一下全身,对预防血栓形成也有重要意义。

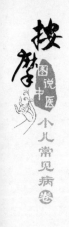

（7）慎食瓜果　夏令大量食瓜果虽然不至于造成脾胃疾患，却已使肠胃抗病力有所下降，入秋后再大量食瓜果，势必更助湿邪损伤脾阳，脾阳不振不能运化水湿，腹泻、下痢、便溏等急慢性胃肠道疾病就随之发生。因此，入秋之后应少食瓜果，脾胃虚寒者尤应禁忌。

（8）适时进补　常言道："秋季进补，冬令打虎"，但进补时要注意不要无病进补和虚实不分滥补。中医治疗原则是虚者补之，虚症病人不宜用补药。虚病又有阴虚、阳虚、气虚、血虚之分；对症服药能补益身体，否则适得其反。还要注意进补适量，忌以药代食，提倡食补。秋季食补以滋阴润燥为主，如乌骨鸡、猪肺、龟肉、燕窝、银耳、蜂蜜、芝麻、核桃、藕、秋梨等。这些食物与中药配伍，则功效更佳。

（9）注意养阴　秋季天气干燥，秋季养生要注意养阴。秋天养阴，第一，要多喝水，以补充夏季丢失的水分。第二，多接地气，秋季我们要多走进大自然的怀抱，漫步田野、公园，这都有助于养阴。第三，避免大汗淋漓。汗出过多会损人体之"阴"，因此，秋季锻炼要适度。

2. 注意事项

（1）合理膳食　秋季饮食要以防燥护阴、滋阳润肺为准则。秋季天高气爽、气候干燥，秋燥之气易伤肺。因此，秋季饮食宜清淡，少食煎炒之物，多食新鲜蔬菜水果，蔬菜宜选用大白菜、菠菜、冬瓜、黄瓜、白木耳；肉类可食兔肉、鸭肉、青鱼等；多吃一些酸味的食品，如广柑、山楂等。适当多饮水，多吃些萝卜、莲藕、香蕉、梨、蜂蜜等润肺生津、养阴清燥的食物；尽量少食或不食葱、姜、蒜、辣椒、烈性酒等燥热之品及油炸、肥腻之物。体质、脾胃虚弱的老年人和慢性病患者，晨起可以粥食为主，如百合莲子粥、银耳冰片粥、黑芝麻粥等，可多吃些红枣、莲子、百合、枸杞子等清补、平补之品，以健身祛病，延年益寿，但不能猛吃大鱼大肉，瓜果也不能过食，以免伤及肠胃。另外，要特别注意饮食清洁卫生，保护脾胃，多进温食，节制冷食、冷饮，以免引发肠炎、痢疾等疾病。

（2）多通风　要使居室经常通风，可以养些花花草草调节室内湿度。

（3）防细菌　秋季是细菌的繁殖季节，所以要小心变质食品，少吃生冷食物,以免腹泻,要多吃一些润燥的食物如梨、莲子,大枣等,要保持心情舒畅。

(4)积极参加体育锻炼,强身健体 秋季天高气爽,是户外活动的黄金季节。在此季节老年人必须加强体育锻炼,是秋季保健中最积极的方法。秋季要早睡早起,晨起后要积极参加活动健身锻炼,可选择登高、慢跑、快走、冷水浴等锻炼项目。

秋季气候干燥,早、晚温差较大,是一些细菌、病毒繁殖与传播的有利条件,随着干燥的灰尘,一些细菌、病毒在空气中飞扬,常会引起呼吸道疾病的传播,是慢性支气管炎和哮喘病的高发时节,因此,老年人在参加体育锻炼的同时要加强保暖,做好预防工作。

(5)保持乐观情绪,静养心神 秋季万物成熟是收获的美好时节;但秋天也是万物逐渐凋谢,呈现衰败景象的季节。在此时节在老年人心中最易引起衰落、颓废等伤感情绪,因此,要注意调养情智,学会调适自己,要保持乐观情绪,保持内心的宁静,适当延长夜间睡眠时间;可经常和他人、家人谈心,或到公园散步,适当看看电影、电视,或养花、垂钓,这些都有益于修身养性,陶冶情操。

(6)衣装适宜,谨防着凉 秋季气温逐渐下降,早、晚温差较大;在此季节,老年人既要注意防寒保暖,又不能过早、过多添加衣物;在此季节只要不是过于寒冷,就要尽量让机体保持于凉爽状态,让身体得以锻炼,使其具有抗御风寒的能力。但是金秋季节,气候变化无常,老年人要顺应气候变化,适当注意保暖,以防止感冒和引发呼吸道等各种疾病,要根据天气情况,及时增减衣服,防寒保暖,防病保健。

秋燥伤肺少吃辛:秋季天高气爽,空气干燥,湿度小,人易出现咽干、干咳等症状,这是由于燥邪伤肺所导致的现象。此时,应少吃辛、辣食物,如葱、姜、辣椒、胡椒,防止辛温助热,加重肺燥症状。

肺燥伤肝要吃酸:从中医五行生克来讲,肺属金,肝属木,金旺能克木,使肝木受损。因此应适当吃点酸味食物,因为"酸入肝",可以强盛肝木,防止肺气太过对肝造成损伤。酸味食物可以收敛肝气,有保肝护肝的作用,但也不可过量。因为许多酸性食物,如醋、乌梅等,其酸味能刺激胃,易发生胃溃疡、

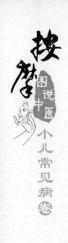

胃炎等病,对身体不利。

适度饮水最重要:夏天多汗季节要多饮水,秋天干燥季节更要多饮水。适度饮水是秋天润燥、防燥不可少的保养措施。饮水以少量频饮为佳,不宜暴饮,一次饮大量水,会给胃肠增加负担,引起不适,只有少量慢饮,"润物细无声"才能对口、鼻、咽、喉、食管,乃至气管产生更大的滋润作用。

(7)注意排毒　秋季养生应当注意排毒,排毒有以下两种方法。

饮食排毒:通过合理饮食,排除体内的有毒物质。一是肝脏排毒:肝脏是重要的解毒器官,陈金柱提醒我们在日常饮食中可以多食用胡萝卜、大蒜、葡萄、无花果等来帮助肝脏排毒。二是助肾排毒:肾脏是排毒的重要器官,它过滤血液中的毒素和蛋白质分解后产生的废料,并通过尿液排出体外。黄瓜、樱桃等蔬果有助于肾脏排毒。三是润肠排毒:肠道可以迅速排除毒素,但是如果消化不良,就会造成毒素停留在肠道,被重新吸收,给健康造成巨大危害,魔芋、黑木耳、海带、猪血、苹果、草莓、蜂蜜、糙米等众多都能帮助消化系统排毒。

运动排毒:合理运动能加快人体新陈代谢,帮助皮肤和肺脏排毒。一是快步走:我们每天都要走路,只需在走路时加快速度,尽可能大地摆动和舒展手臂,就是最简单方便的排毒运动,它可以刺激淋巴、降低胆固醇和。二是练:瑜伽是顶级的排毒运动,能够帮助血液循环,润滑关节,通过把压力施加到身体各个器官和肌肉上,来内外调节身体,展开排毒行动。三是跳起来:弹跳可以刺激淋巴系统排毒,松弛紧张的情绪,降低胆固醇,改善循环和呼吸,甚至驱除人体致命的蜂窝组织炎。

四、冬季养生

冬季气候寒冷、干燥,自然界的生物都进入了藏匿、冬眠状态,以蓄积能量,称之为"冬藏"。此时气候寒冷、阴气盛极,万物敛藏,人体阳气也处于内收阶段,新陈代谢处于相对缓慢,所以冬季养生关键在于"藏"。

此时的精神调养一定要注意心情的"藏",即含蓄,情绪要安静、稳定、愉快,不急不躁,避免恐吓、惊吓等情绪过激的行为,不要太过发泄,以保证冬令阳气潜藏的正常自然规律不被破坏。

冬季气候寒冷,夜长昼短,一般都喜早睡晚起,这是符合自然规律的,早睡能养阳,晚起能养阴,但是晚起并不是赖床不起,并不是可以睡懒觉。充足的睡眠也有利于阳气的沉潜和阴精的蓄积。当然冬季需注意保暖以免阳气的耗散。

隆冬的季节,因为过于寒冷,会使人体的神经系统兴奋性提高,易引发心血管疾病。所以要注意早晚的温差,在穿衣、居室等方面要采取房东保暖的措施。使室温维持在 20℃～23℃,使自己的手心、足心温暖,但不易过热,那样容易使人烦躁。老人不可以在高温下长时间洗澡沐浴,以免增加心脏负担。

冬季宜在早晨太阳升起之后锻炼身体,可以选择适当的项目,如太极拳、散步、慢跑等,但不可出汗太多,那样比较容易感冒,体出微汗最宜。只需适当地运动,不要过于疲劳。冬季不可以做得太久,要不时地起来活动一下筋骨,使全身气血通畅。

冬季(冬藏)是进补的大好季节,万物生机潜伏,此季节正是人体"养藏"最好时刻。俗说:"冬季进补",也是这个道理。它符合秋冬养阴的养身原则,冬以藏为主,此时进补很容易将进补的营养转化为能量而储存于体内,对那些体弱多病患者,营养不良的老人孩子是最适宜的季节。冬令进补,药补不如食补,谷、羊、鳖、龟、藕、木耳等,皆为有益的滋补食品。

1. 冬季养生小常识

(1)要少出大汗　冬季属阴,以固护阴精为本,宜少泄津液。故冬"去寒就温",预防寒冷侵袭是必要的。但也不可暴暖,尤忌厚衣重裘,向火醉酒,烘烤腹背,暴暖大汗。

(2)要健脚板　健脚即健身。必须经常保持脚的清洁干燥,袜子勤洗勤换,每天坚持用温热水洗脚时,还应按摩和刺激双脚穴位。每天坚持步行半小时以上,活动双脚。早晚坚持搓揉脚心,以促进血液循环。此外,选一双舒适、暖和轻便、吸湿性能好的鞋子也非常重要。

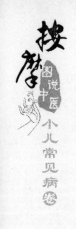

(3)要防犯病　冬季气候诱使慢性病复发或加重,寒冷还刺激心肌梗死、中风的发生,使血压升高和溃疡病、风湿病、青光眼等病症状加剧。因此,冬季应注意防寒保暖,特别是预防大风降温天气对机体的不良刺激,备好急救药品。同时还应重视耐寒锻炼,提高御寒及抗病能力,预防呼吸道疾病发生。

(4)要水量足　冬日虽排汗排尿减少,但大脑与身体各器官的细胞仍需水分滋养,以保证正常的新陈代谢。一般每日补水仍不应少于 2000～3000 毫升。

(5)要调精神　冬天确实易使人身心处于低落状态。冬天改变情绪的最佳方法就是活动,慢跑、跳舞、滑冰、打球等,是消除冬季烦闷,保养精神的良药。

(6)要空气好　冬季室内空气污染程度比室外严重数十倍,应注意常开门窗通风换气,或在室内放一台负离子发生器,以清洁空气,健脑提神。

(7)药粥调养　冬季饮食忌黏硬生冷。营养专家提倡晨起食热粥,晚餐宜节食,以养胃气。特别是羊肉粥、糯米红枣百合粥、八宝粥、小米牛奶冰糖粥等最适宜。

(8)要入睡早　冬日阳气肃杀,夜间尤甚,古人主张"早卧迟起"。早睡以养阳气,迟起以固阴精。

(9)要温和好　在冬季不宜剧烈运动,如果在一定运动中出汗了,一定不要马上脱下衣服,应该用干净毛巾将汗擦干净,用干净毛巾垫在背上,这样寒气不宜进入体内。同时以自然养生操温和运动,让体内能量均衡散布全身。

(10)要自然辟谷　一年季节是春生、夏长、秋收、冬藏。所以冬天应少饮食,如冬眠蛇、龟等,冬天是不食。所以,冬天不想吃就不吃,进入自然辟谷状态更利于身心健康。

2.注意事项

(1)少运动　冬季不可以剧烈运动。

(2)保干燥　要保持脚的干燥与清洁,勤换袜子,用热水洗脚,按摩脚心。

(3)多晒太阳　尽量到户外去晒晒太阳,不要忘了要穿得暖和一些。